Oxígeno

Un nuevo paradigma

Oxígeno

Un nuevo paradigma

Paul L. Marino, MD, PhD

Clinical Associate Professor
Weill Cornell Medical College
New York, New York

Illustraciones de Patricia Gast

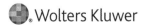

Philadelphia • Baltimore • New York • London
Buenos Aires • Hong Kong • Sydney • Tokyo

Av. Carrilet, 3, 9.ª planta, Edificio D
Ciutat de la Justícia
08902 L'Hospitalet de Llobregat
Barcelona (España)
Tel.: 93 344 47 18
Fax: 93 344 47 16
Correo electrónico: consultas@wolterskluwer.com

Revisión Científica:
Dr. Bardo Andrés Lira Mendoza
Médico Cirujano, Especialista en Medicina de Urgencias, Diplomado en
Medicina de Aviación, IPN.
Investigador de Accidentes de Aviación y Factores Humanos, UNAM.
Recertificado por el Consejo Mexicano de Medicina de Urgencias
Adscrito al Hospital General "Dr. Mario Madrazo Navarro", IMSS.

Dirección editorial: Carlos Mendoza
Traducción: Wolters Kluwer
Editor de desarrollo: María Teresa Zapata
Gerente de mercadotecnia: Simon Kears
Cuidado de la edición: M&N Medical Solutrad, S.A. de C.V.
Maquetación: M&N Medical Solutrad, S.A. de C.V.
Adaptación de portada: Jesús Esteban Mendoza
Impresión: C&C Offset / Impreso en China

Edición en español de la obra original en lengua inglesa *Oxygen. Creating a new paradigm*, de Paul L. Marino publicada por Wolters Kluwer.

Copyright © 2022 Wolters Kluwer.
Two Commerce Square
2001 Market Street

A mi hijo,
Daniel Joseph Marino.
Ahora un hombre ...
pero siempre mi niño.

El secreto de la ciencia es hacer la pregunta correcta...

Sir Henry Tizard
(1885-1959)

Prefacio

¿Quién era Thomas Kuhn?

> "Las revoluciones científicas se inauguran por una sensación creciente [...] de que un paradigma existente ha dejado de funcionar adecuadamente".
>
> Thomas Kuhn, 1962 (1)

Thomas Kuhn (1922-1996) es considerado como una de las voces más influyentes en la filosofía de la ciencia del siglo XX. Kuhn fue un estadounidense que comenzó su carrera con un doctorado en física, pero poco después cambió su enfoque hacia la filosofía y la historia de la ciencia. En 1962, publicó su obra emblemática, *The Structure of Scientific Revolutions (La estructura de las revoluciones científicas)* (1), que describe su concepto de cómo progresa la ciencia. Éste concepto se resume de la siguiente manera: cada especialidad o disciplina de la ciencia adopta un modelo o *paradigma* para describir sus observaciones teóricas o prácticas. La actividad científica dentro de cada disciplina se basa entonces en las predicciones del paradigma imperante, con poco o ningún intento de cuestionar la validez del paradigma. Cuando las observaciones experimentales no son coherentes con las predicciones del paradigma, se cuestiona la validez de la observación (no del paradigma). Sólo después de repetidos casos en que las observaciones están en desacuerdo con el paradigma imperante, se produce un cambio de enfoque hacia una evaluación crítica del paradigma. Esto conduce finalmente a un cambio, o *cambio de paradigma*, que se ajusta mejor a las observaciones experimentales.

La descripción de Kuhn sobre cómo progresa la ciencia parece aplicarse al paradigma actual del oxígeno. Existe un respeto incuestionable al oxígeno como condición *sine qua non* para la vida en este planeta, y promover la oxigenación de los tejidos se considera equivalente a promover la vida. La fuerza de esta creencia se demuestra en el caso del catéter de la arteria pulmonar, es decir, cuando los estudios clínicos demostraron que el aumento de la administración de O_2 con catéteres de la arteria pulmonar no mejoraba la supervivencia, se culpó al catéter (y en muchos casos se abandonó su uso), en tanto que nunca se consideró la posibilidad de que un aumento de la administración de O_2 no mejorara la supervivencia.

El punto que se deja de lado en la visión popular del oxígeno es su naturaleza destructiva, es decir, el oxígeno altera las moléculas orgánicas (a través de la oxidación), y este proceso puede dañar todos los componentes vitales de la célula y producir una forma letal de lesión celular. De hecho, en los últimos 50 años se han acumulado numerosas pruebas que demuestran que el oxígeno (la oxidación) es una *fuente* de lesiones patológicas en múltiples enfermedades. El aspecto destructivo del oxígeno ha sido descuidado en la medicina clínica y merece recibir más atención. Este libro dirige esa atención y reevalúa algunos conceptos tradicionales sobre cómo está diseñado el cuerpo humano en relación con el oxígeno y la manera en que debe utilizarse éste en la práctica clínica.

En este texto se emplea una serie de preguntas para examinar o esclarecer una característica específica relacionada con el oxígeno. Hay dos secciones principales en el libro. La primera sección, titulada "¿Qué importancia tiene el oxígeno?", desmiente algunas de las creencias tradicionales sobre el oxígeno y las prácticas utilizadas para promover la oxigenación de los tejidos. Los dos primeros capítulos examinan la importancia del suministro de O_2 en el papel funcional del corazón, los pulmones y el eritrón (la unidad hematógena de los eritrocitos), y la información presentada demuestra que, en cada caso, el transporte y la eliminación de CO_2 tienen prioridad sobre el suministro de O_2. El capítulo 3 examina la distribución del O_2 en el cuerpo humano, y revela que hay una escasez de O_2 en los tejidos, y que el metabolismo aeróbico está diseñado para funcionar en ese entorno. El capítulo 4 analiza la creencia común de que la hipoxia tisular es la vía final común en la muerte de los organismos aeróbicos, y muestra que hay pocas pruebas que apoyen esta creencia. Los dos últimos capítulos de esta sección examinan dos prácticas comunes utilizadas para promover la oxigenación de los tejidos (es decir, la oxigenoterapia y las transfusiones de eritrocitos) y revelan la falta de pruebas de que cualquiera de dichas prácticas logre su objetivo. Además, cada una de estas intervenciones provoca una contramedida (p. ej., el oxígeno produce vasoconstricción) que ayuda a mantener el entorno de bajo O_2 en los tejidos. Limitar la exposición de los órganos vitales al oxígeno reducirá el riesgo de lesiones tisulares oxidativas, lo que da un propósito teleológico al interior pobre en oxígeno del cuerpo humano.

La segunda sección del libro, titulada "¿Qué tan destructivo es el oxígeno?", se centra en los efectos perjudiciales del oxígeno (oxidación). Los capítulos individuales de esta sección describen los efectos generales de la oxidación (capítulo 7), la producción de "especies reactivas de oxígeno" y los mecanismos de la lesión celular oxidativa (capítulo 8), y la participación de las especies reactivas de oxígeno en la respuesta inflamatoria (capítulo 9), la lesión por radiación (capítulo 10) y el envejecimiento (capítulo 11). Otros capítulos describen la protección antioxidante (capítulo 12) y la importancia de la protección antioxidante en la lesión pulmonar hiperóxica (capítulo 13).

El último capítulo del libro resume la información relevante presentada a lo largo del texto, que crea la visión conceptual de que *el oxígeno es una molécula destructiva, y el cuerpo humano está diseñado para proteger los órganos vitales de los efectos dañinos del oxígeno*. Todo ello es diametralmente opuesto a la creencia actual de que inundar los tejidos con oxígeno es necesario para promover la vida, e indica que *el manejo del paciente debe tener un diseño "oxígeno-protector", en lugar de "oxígeno-promotor"*. En el último capítulo de esta obra se presentan recomendaciones para llevar a cabo esta estrategia de protección del oxígeno.

El oxígeno tiene la capacidad única de descomponer la materia orgánica, razón por la que los alimentos se almacenan en recipientes sellados al vacío y por la que utilizamos envoltorios de celofán y contenedores de plástico bien cerrados para mantener los alimentos "frescos". Dado que protegemos la materia orgánica de los alimentos del oxígeno, deberíamos hacer lo mismo con la materia orgánica de nuestros pacientes.

1. Kuhn TS. The Structure of Scientific Revolutions. Chicago: University of Chicago Press, 1962.

Agradecimientos

A mi editor y amigo, Keith Donnellan, por su PACIENCIA y orientación para completar esta obra. Keith es el tipo de editor que todo autor debería tener. Y a Ashley Fischer, editora de desarrollo en Wolters Kluwer, cuya eficiencia y amabilidad no pasaron desapercibidas. Y, por último, a mi colaboradora de siempre, Patricia Gast, que realizó la composición de las páginas y las ilustraciones de este libro. Este es nuestro quinto libro juntos, y ninguno de ellos habría visto la luz sin ella.

Tabla de contenido

¿Qué importancia tiene el oxígeno?

¿La función principal del sistema cardiorrespiratorio es el suministro de O_2?

1

> "La finalidad del sistema cardiorrespiratorio es suministrar cantidades adecuadas de oxígeno para satisfacer la demanda de los tejidos".
>
> Adolph Fick, 1870

Una percepción tradicional en el "mito del oxígeno" es la idea de que el corazón y los pulmones se dedican sobre todo a suministrar oxígeno a los tejidos. Sin embargo, hay más que ese lado de "oferta" en los procesos de conversión de energía del metabolismo (como todos sabemos al ser testigos del aumento de los niveles de CO_2 atmosférico). Este tema explica cómo el sistema cardiorrespiratorio se ocupa más de eliminar los residuos metabólicos (es decir, el CO_2) que de suministrar oxígeno.

VENTILACIÓN

Control de la ventilación

En 1905, John Scott Haldane y John Giles Priestley publicaron un estudio histórico sobre el control de la ventilación (1). Fungiendo ellos mismos como sujetos de prueba, informaron de las tres observaciones siguientes: 1) La presión de CO_2 (PCO_2) en el gas alveolar es notablemente constante cuando varía la presión atmosférica, mientras que la presión de O_2 (PO_2) varía ampliamente. 2) La ventilación alveolar (en L/min) es muy sensible a los cambios de la PCO_2 alveolar. Por ejemplo, un aumento de PCO_2 alveolar de tan solo 0.2% (o 1.5 mm Hg) provoca un alza de 100% de la ventilación alveolar. 3) No hay respuesta ventilatoria a una disminución del O_2 inspirado hasta que la presión de O_2 cae por debajo de 13% de la presión atmosférica. La conclusión de estas observaciones se expuso de la siguiente manera: "La regulación de la ventilación alveolar en la respiración depende, en condiciones normales, exclusivamente de la presión de CO_2 en el centro respiratorio". Esta conclusión sobre la primacía del CO_2 en el control de la ventilación es una de las piedras angulares de la fisiología respiratoria.

Las respuestas ventilatorias al CO_2 y el O_2 se exponen para su comparación en la figura 1.1. La gráfica de la izquierda muestra una respuesta ventilatoria lineal a los cambios en la PCO_2 arte-

3

rial ($PaCO_2$), con una pendiente de aproximadamente 2 L/min/mm Hg cuando la PO_2 arterial se mantiene en niveles normales (2). Aunque no se muestra, esta respuesta continúa hasta que la $PaCO_2$ se aproxima a 100 mm Hg. A partir de entonces, las elevaciones de la $PaCO_2$ deprimen la ventilación (y también la conciencia). La intersección de la curva de respuesta de CO_2 con la línea horizontal de puntos identifica la $PaCO_2$ asociada a un nivel normal de ventilación (6 L/min en este caso). La parte de la línea por debajo de la $PaCO_2$ normal identifica la hipocapnia como causa de la hipoventilación. (*Nota:* el hipometabolismo es la única fuente de hipocapnia que es independiente de la ventilación). En contraste con la curva de respuesta al CO_2, la curva de respuesta al O_2 (a la derecha en la figura 1.1) tiene contorno hiperbólico y no muestra respuesta ventilatoria hasta que la PO_2 arterial (PaO_2) desciende a unos 60 mm Hg (2). Resulta interesante que haya individuos por lo demás sanos que no muestran respuesta ventilatoria a la hipoxemia cuando la $PaCO_2$ es normal (3), y que eso no tenga consecuencias adversas evidentes (al menos en ausencia de hipoxemia). De hecho, una PaO_2 de 60 a 90 mm Hg es el rango que se encuentra en casi todos los individuos a nivel del mar (incluso los que padecen una enfermedad pulmonar avanzada, a quienes se les administra O_2 suplementario cuando la PaO_2 cae por debajo de 60 mm Hg), por lo que la respuesta ventilatoria a la hipoxemia tiene poca o ninguna relevancia en la vida cotidiana.

La comparación de las curvas de respuesta al O_2 y el CO_2 muestra de forma clara la prioridad del bióxido de carbono sobre el oxígeno en el control de la ventilación. Dicho de otro modo, *el aparato ventilatorio está diseñado principalmente para eliminar el CO_2,* que es el principal subproducto del metabolismo. La respuesta ventilatoria al CO_2 está mediada por neuronas especializadas del tronco cerebral inferior (llamadas "quimiorreceptores"), que son distintas de las neuronas que se activan periódicamente y que generan la respiración automática (4). La respuesta ventilatoria al O_2 bajo está mediada por quimiorreceptores situados más cerca de la periferia del cuerpo carotídeo, estructura que se encuentra en la bifurcación de la arteria carótida común a ambos lados del cuello (cerca de los barorreceptores carotídeos) y está inervada por el nervio glosofaríngeo (par [nervio] craneal IX). La ubicación de estos quimiorreceptores para el CO_2 y el O_2 (es decir, central frente a periférico) también sugiere un papel más primitivo para el CO_2.

Abundancia de CO_2

La comparación de los volúmenes totales de O_2 y CO_2 en la sangre, como se muestra en la tabla 1.1, revela la abundancia relativa de CO_2. (También evidencia la escasez de O_2 en la sangre; es decir, los 820 mL de O_2 sanguíneo son suficientes para sostener el meta-

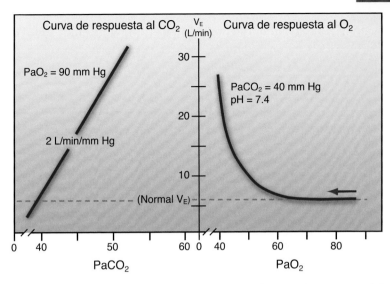

FIGURA 1.1 Respuestas ventilatorias a los cambios en la PCO_2 arterial ($PaCO_2$) y la PO arterial (PaO_2). VE es el volumen exhalado (en litros) por minuto. La línea de puntos horizontal indica el VE normal (6 L/min). Curvas redibujadas a partir de la referencia 2. Ver el texto para una mayor explicación.

bolismo aeróbico durante sólo 3½ minutos, cuando el consumo de O_2 en reposo es casi siempre de unos 250 mL/min. Para más información, véase el capítulo 3). El CO_2 es mucho más soluble en los fluidos acuosos que el O_2, pero el CO_2 disuelto sólo representa 5% del CO_2 total en sangre (5). La principal razón de la abundancia de CO_2 sobre el O_2 es la tendencia del primero a reaccionar con el agua y producir ácido carbónico (H_2CO_3), que se disocia con rapidez en iones de hidrógeno (H^+) y iones de bicarbonato (HCO_3^-), como se muestra a continuación:

$$CO_2 + H_2O \rightarrow H_2CO_3 \rightarrow H^+ + HCO_3^- \qquad (1.1)$$

La reacción de "hidratación del CO_2" requiere unos 40 segundos para completarse, pero en presencia de la enzima *anhidrasa carbónica*, el proceso ocurre en menos de 10 milisegundos (6). La anhidrasa carbónica está confinada en los eritrocitos, por lo que el CO_2 del plasma entra en dichas células y se hidrata con rapidez para generar H^+ (que es amortiguado por la hemoglobina) y HCO_3^- (que se extruye de nuevo al plasma). La rápida reacción de hidratación crea un "depósito eritrocitario" que alberga grandes volúmenes de CO_2.

Tabla 1.1   Oxígeno y dióxido de carbono en sangre

	Arterial	Venoso	Total
Volumen de sangre	1.25 L	3.75 L	5.0 L
O_2 Contenido [1]	200 mL/L	152 mL/L	
Total de O_2	250 mL	570 mL	820 mL
Contenido CO_2 [2]	490 mL/L	530 mL/L	
Total de CO_2	613 mL	1988 mL	2601 mL

[1] Véase el capítulo 3 para la derivación de este contenido de O_2.
[2] De la referencia 5.

(*Nota:* La capacidad de los fluidos acuosos para retener grandes volúmenes de CO_2, sobre todo a altas presiones, es la base de la "carbonatación". Cualquiera que haya agitado una botella de champán para luego descorcharla habrá sido testigo de la cantidad de CO_2 que pueden retener esos líquidos).

Excreción de ácido por los pulmones

La eliminación de CO_2 por los pulmones se cuantifica mediante una ecuación de Fick modificada, es decir,

$$VCO_2 = CO \times (CvCO_2 - CaCO_2) \qquad (1.2)$$

donde VCO_2 es la tasa de eliminación de CO_2 por los pulmones (en mL/min), CO es el gasto cardiaco (en L/min), y ($CvCO_2 - CaCO_2$) es la diferencia de contenido de CO_2 entre la sangre venosa y la arterial (en mL/L). Los componentes de esta ecuación se ilustran en la figura 1.2. Utilizando un gasto cardiaco de 6 L/min, el $CvCO_2$ y el $CaCO_2$ que figuran en la tabla 1.1, el VCO_2 se calcula como sigue:

$$VCO_2 = 6 \text{ L/min} \times (530 - 490) \text{ mL/L} \qquad (1.3)$$
$$= 240 \text{ mL/min}$$

Dado que el CO_2 existe como un ácido (ácido carbónico) en los fluidos acuosos, la VCO_2 también puede expresarse como tasa de excreción de ácido. Para ello, el contenido de CO_2 debe expresarse como la concentración de un ácido disociable; es decir, en mEq/L. La conversión de mL/L a mEq/L se basa en que 1 mol (o 1 equivalente) de una sustancia ocupa un volumen de 22.3 litros, por lo que 1 mmol (o 1 mEq) de la sustancia tiene un volumen de 22.3 mL.

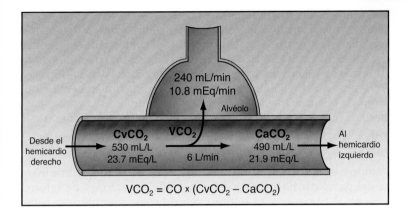

FIGURA 1.2 La tasa de eliminación de CO_2 en los pulmones (VCO_2), expresada como volumen de gas (en mL/min) y como excreción de un ácido (en mEq/min). El gasto cardiaco (CO) se indica como 6 L/min, y el $CvCO_2$ y el $CaCO_2$ representan el contenido de CO_2 en la sangre venosa y arterial, respectivamente. Véase el texto para una mayor explicación.

Por tanto:

$$\text{Contenido de } CO_2 \text{ (mL/L) } / 22.3 = \text{contenido de } CO_2 \text{ (mEq/L)} \tag{1.4}$$

Si se recalcula la ecuación 1.3 utilizando el $CvCO_2$ y el $CaCO_2$ expresados en mEq/L, el VCO_2 derivado es la tasa de excreción de ácido por los pulmones (en mEq/min); es decir,

$$VCO_2 = 6 \text{ L/min x } (23.7 - 21.9) \text{ mEq/L} \tag{1.5}$$
$$= 10.8 \text{ mEq/min}$$

La excreción diaria de ácido por los pulmones es entonces de 10.8 x 1440 = 15 552 mEq. En comparación, la excreción diaria de ácido por los riñones es de sólo 40 a 80 mEq (5). Esto significa que *el principal órgano de excreción de ácido en el cuerpo humano son los pulmones, no los riñones.*

CIRCULACIÓN

Control del gasto cardiaco

Uno de los principios fundamentales de la fisiología cardiovascular es la *Ley de Starling del corazón* (un homenaje epónimo a su creador, Ernest Starling) (7), que afirma que la fuerza de las contracciones cardiacas está relacionada de forma directa con el volumen en los ventrículos al final de la diástole. Esto es similar a la relación longitud-tensión en el músculo esquelético, y el mecanismo subya-cente está relacionado con los puentes cruzados entre los filamentos contráctiles en los miocitos. Un aumento del volumen diastólico final del ventrículo estira los miocitos cardiacos hasta una nueva longitud de reposo, y esto desplaza los filamentos de actina hacia los espacios estrechos entre los filamentos de miosina. Lo anterior aumenta el nú-mero de puentes cruzados que se forman entre los filamentos con-tráctiles (actina y miosina) durante la contracción muscular, lo que aumenta la fuerza de contracción durante la sístole.

Retorno venoso

Aunque el llenado durante la diástole es el factor determinan-te del gasto cardiaco, también es un reflejo de la tasa de retorno venoso al corazón, y el retorno venoso suele identificarse como el controlador del gasto cardiaco (8). Esto se demuestra en la si-guiente afirmación de Ernest Starling: "el gasto cardiaco [...] está determinado por la cantidad de sangre que llega al corazón" (7). La función del retorno venoso como controlador del gasto puede ser confuso porque, en condiciones de estado estacionario, el re-torno venoso *es* el gasto cardiaco (con la excepción de la sangre que fluye desde las arterias bronquiales directamente a la circu-lación pulmonar, que representa de 1 a 3% del gasto). Sin embar-go, el retorno venoso hace algo más que proporcionar el volumen para el gasto cardiaco, porque también determina la fuerza de la contracción ventricular (por el mecanismo que acabamos de des-cribir). Por tanto, si se infunde volumen para aumentar el retorno venoso, el aumento resultante de la fuerza contráctil del corazón (y, por tanto, del gasto) permite que el sistema circulatorio se ajus-te al incremento del volumen intravascular, y evita la congestión venosa y la formación de edemas.

En contraste con la función del retorno venoso, no hay fuerzas en el lado arterial de la circulación que controlen el gasto cardiaco. De hecho, la falta de respuesta del gasto cardiaco a los cambios en la presión sanguínea llevó a Ernest Starling a iniciar los ex-perimentos que identificaron el llenado cardiaco como la fuerza controladora del gasto (7). Es importante destacar (al menos para esta presentación) que el gasto cardiaco se controla desde el lado venoso de la circulación (donde ocurre la eliminación de CO_2), y no desde el lado arterial (donde se produce el aporte de O_2).

Implicaciones

Teniendo en cuenta que la ventilación está controlada por el CO_2 (un importante producto final del metabolismo), y que el gasto cardiaco está controlado por la parte venosa de la circulación, es posible concluir que *la principal función del sistema cardiorrespirato-*

rio es eliminar los residuos metabólicos (en especial el CO_2), y no suministrar O_2 a los tejidos.

Entrega de O_2 frente a eliminación de CO_2

El siguiente planteamiento proporciona una prueba más de la primacía de la eliminación de CO_2 sobre el suministro de O_2.

La tasa de suministro de O_2 (DO_2) en la sangre arterial es equivalente al producto del gasto cardiaco (CO) y la concentración de O_2 (también llamada contenido de O_2) en la sangre arterial (CaO_2):

$$DO_2 = CO \times CaO_2 \tag{1.6}$$

Utilizando un CO de 6 L/min y CaO_2 de 200 mL/L (de la tabla 1.1), se obtiene una DO_2 de 1200 mL/min (o 1.2 L/min). Así, la DO_2 representa 20% del gasto cardiaco.

El gasto cardiaco no sólo aporta O_2 a los tejidos, sino que también elimina el CO_2 producido por el metabolismo. La tasa de eliminación de CO_2 (RCO_2) en la sangre venosa es equivalente al producto del gasto cardiaco (CO) y el contenido de CO_2 en la sangre venosa ($CvCO_2$):

$$RCO_2 = CO \times CvCO_2 \tag{1.7}$$

Utilizando el mismo CO de 6 L/min y un $CvCO_2$ de 530 mL/L (de la tabla 1.1), se obtiene una RCO_2 de 3180 mL/min (o 3.18 L/min). El RCO_2 representa así 53% del gasto cardiaco, y es más de 2.5 veces la DO_2. Es decir,

$$RCO_2 / DO_2 = 2.65 \tag{1.8}$$

La primacía de la eliminación de CO_2 sobre el suministro de O_2 queda demostrada en la figura 1.3, que muestra los efectos comparativos de un aumento del gasto cardiaco (de 6 a 8 L/min) sobre la DO_2 y la RCO_2. Como predice la ecuación 1.8, el alza de la RCO_2 es 2.65 veces mayor que el aumento de la DO_2. Observe también que la elevación de la RCO_2 representa aproximadamente 50% del crecimiento del gasto cardiaco, mientras que el incremento de la DO_2 es sólo 20% del mismo parámetro.

Implicaciones

Las relaciones de la ecuación 1.6 son la base de la técnica para promover el gasto cardiaco y así aumentar el suministro de O_2 en pacientes con insuficiencia cardiaca avanzada y choque circulatorio. Sin embargo, como se demostró en el apartado anterior, el aumento del gasto cardiaco no incrementa de modo específico la administración de O_2. De hecho, la figura 1.3 demuestra que sólo 20% de un incremento del gasto cardiaco se dedica a promover el aporte de O_2 ($\Delta DO_2 = 0.2 \times \Delta CO$).

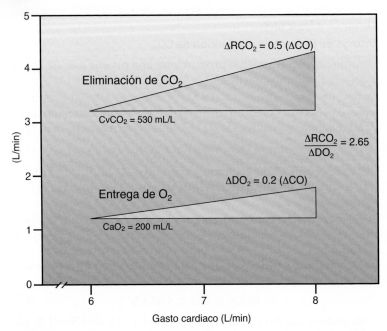

FIGURA 1.3 Comparación de los efectos de un aumento del gasto cardiaco (ΔCO) en las tasas de eliminación de CO_2 (RCO_2) y de suministro de oxígeno (DO_2). El CaO_2 es el contenido de O_2 en la sangre arterial y el $CvCO_2$ es el contenido de CO_2 en la sangre venosa.

Esto significa que, *cuando se eleva el gasto cardiaco como medio para aumentar el suministro de O_2, la mayor parte del incremento del gasto cardiaco produce otras cosas.* Esas "otras cosas" en ocasiones son benéficas (p. ej., promover la eliminación de CO_2) y en otras son perjudiciales (p. ej., promover la propagación de citocinas inflamatorias).

La relación inespecífica entre el gasto cardiaco y la administración de O_2 invalida las conclusiones de los numerosos estudios que se han centrado en el efecto de la promoción del suministro de O_2 (casi siempre mediante la promoción del gasto cardiaco) en los resultados clínicos.

Diseño circulatorio

Los libros de texto de anatomía describen los sistemas arterial y venoso como equivalentes en tamaño y capacidad, pero eso está muy lejos de la realidad. La tabla 1.2 indica que alrededor de 75% del volumen sanguíneo se encuentra en el sistema venoso, mientras que el lado arterial de la circulación contiene sólo otro 15% (9). Las pequeñas áreas transversales y las altas velocidades de flujo en el lado arterial indican que esa circulación crea "chorros" hemáticos que llegan con rapidez a los capilares. (Esto es similar a lo que ocurre cuando se aprieta la boquilla de una manguera de jardín, y se conoce como "principio de Bernoulli"). Una vez que la sangre se encuentra en los capilares, su amplia sección transversal está diseñada para favorecer el intercambio entre los tejidos y la sangre. Cuando la sangre sale de los capilares, entra en un sistema venoso de gran volumen y baja velocidad que actúa como un depósito para el vertido continuo de productos de desecho metabólicos. Los beneficios de un depósito venoso extenso se observan en términos de eliminación de CO_2. Como ya se mencionó, el CO_2 se elimina en la sangre venosa mediante su reacción con el agua (ver la ecuación 1.1). El gran volumen del reservorio venoso (acuoso) es, entonces, un vertedero que promueve el movimiento continuo de CO_2 fuera de los tejidos y proporciona suficiente sustrato para acomodar los marcados aumentos en la producción de CO_2 que se producen durante el ejercicio.

Tabla 1.2	Diseño de la circulación sistémica*		
Segmento	**Volumen de sangre**		**Área de sección transversal (m²)**	**Velocidad de flujo (cm/seg)**
	(mL)	**(%)**		
Aorta	565	14.3	50	40
Arterias			70	38
Arteriolas	57	1.4	90	37
Capilares	282	7.1	520	
Vénulas			260	8
Venas	3048	77.2	130	12
Vena cava			40	14

*Datos para un volumen total de sangre de 5.6 litros. No incluye la circulación pulmonar ni la sangre en las cámaras del corazón. Adaptado de la referencia 9.

Un ejemplo conocido

Los peligros de la capacidad limitada de extracción de CO_2 se hicieron evidentes durante los dramáticos acontecimientos de la misión Apolo 13 a la Luna (10). La explosión de un tanque de oxígeno en el módulo de mando obligó a los tres astronautas a entrar en el módulo lunar, más pequeño, y abortó el alunizaje previsto. Durante el regreso a la Tierra, se produjo una peligrosa acumulación de CO_2 en el módulo lunar, que no estaba equipado con depuradores de CO_2 de capacidad suficiente como para eliminar ese gas exhalado por los tres tripulantes. (Un depurador de CO_2 es un dispositivo que elimina el CO_2 combinándolo con un sustrato químico, de forma similar a la eliminación del CO_2 en la sangre venosa). Gracias a los esfuerzos de los ingenieros de la NASA, los depuradores de CO_2 del módulo de mando (más grandes) se adaptaron para su uso en el módulo lunar, lo que permitió a los astronautas regresar con seguridad a la Tierra.

RESUMEN

La siguiente información permite demostrar que el sistema cardiorrespiratorio se ocupa más de eliminar CO_2 (el principal producto final del metabolismo) que de suministrar O_2.

1. El principal controlador de la ventilación es el CO_2, no el O_2.
2. Dado que el CO_2 se hidrata con rapidez para formar ácido carbónico, la sangre retiene casi tres veces más CO_2 que O_2, y si el CO_2 se expresa como un ácido (en mEq), los pulmones pueden considerarse el principal órgano de excreción de ácido del cuerpo.
3. El gasto cardiaco se controla desde el lado venoso de la circulación (donde tiene lugar la eliminación de CO_2), y no desde el lado arterial (donde tiene lugar el suministro de O_2).
4. Sólo el 20% del gasto cardiaco interviene en el suministro de O_2, mientras que cerca del 50% lo hace en la eliminación de CO_2.
5. Para cualquier incremento del gasto cardiaco, el aumento de la eliminación de CO_2 es 2.6 veces mayor que el aumento del suministro de O_2.
6. Alrededor del 75% del volumen sanguíneo se encuentra en el lado venoso de la circulación, y este sistema venoso de gran volumen actúa como un depósito para el derrame continuo de CO_2 y otros productos de desecho metabólicos, y es capaz de recibir el marcado aumento de la producción de desechos metabólicos durante el ejercicio.

REFERENCIAS

1. Haldane JS, Priestley JG. The regulation of the lung-ventilation. J Physiol 1905; 32: 225-266.

2. Nunn JF. Control of breathing. In: Nunn's Applied Respiratory Physiology, 4th ed. Oxford: Butterworth-Heinemann, 1993:90-116.

3. Cormack RS, Cunningham DJC, Gee JBL. The effect of carbon dioxide on the respiratory response to want of oxygen in man. Quart J Exp Physiol 1957; 42:303-310.

4. Marino PL, Lamb TW. Effects of CO_2 and extracellular H+ iontophoresis on single cell activity in the cat brainstem. J Appl Physiol 1975; 38:688-695.

5. Forster RE II, DuBois AB, Briscoe WA, Fisher AB. The Lung: Physiological Basis of Pulmonary Function Tests. 3rd ed. Chicago: Year Book Medical Publishers, 1986:235-247.

6. Brahm J. The red cell anion-transport system: kinetics and physiologic implications. In Gunn RB, Parker C (eds). Cell Physiology of Blood. New York: Rockefeller Press, 1988; 142-150.

7. Katz AM. Ernest Henry Starling, his predecessors, and the 'Law of the Heart'. Circulation 2002; 106:2986-2992.

8. Guyton AG, Jones CE, Coleman TG. Peripheral vascular contribution to cardiac output regulation – the concept of "venous return". In: Circulatory Physiology: Cardiac Output and its Regulation. Philadelphia: W.B. Saunders, 1973:173-187.

9. Little RC, Little WC. Physiology of the Heart and Circulation. 2nd ed., Chicago: Yearbook Medical Publishers, 1989: pp. 47 and 229.

10. Pothier R. Astronauts beat air crisis by do-it-yourself gadget. Detroit Free Press, April 16, 1970.

3. Comroe JS, Cotterington DJC, Coe JB. The effect of each in disorder on the respiratory response to oxygen in man. Quart J Exp Physiol 19...:343-350.

4. Mellon PL, Lamb FW. Effects of CO2 and extracellular He on pulmonary single cell activity in the cat brainstem. J Appl Physiol 1975:...

5. Fowler RE II, DuBois AB, Briscoe WA, Fisher AB. The Lung: Physiological Basis of Pulmonary Function tests. 3rd ed. Chicago: Year book Medical Publishers, 1986:235-247.

6. Hedin J. The red cell anion-transport system: structure and physiologic implications. In Glen HK, Parker C (eds). Cell Physiology of blood. New York: Rockefeller Press, 1948:142-150.

7. Katz AM. Ernest Henry Starling, his predecessors, and the "Law of the Heart". Circulation 2002;106:2986-2992.

8. Glynn AP, Jones CE, Coleman TG. Feed-back vascular contribution to cardiac output regulation – the concept of venous return. In Circulatory Physiology: Cardiac output and its Regulation. Philadelphia: W.B. Saunders, 1973:173-187.

9. Little RC, Little WC. Physiology of the Heart and Circulation. 2nd ed. Chicago: Year Book Medical Publishers, 1989, pp. 47 and 230

10. Pelmer R. Astronauts beat air crisis by 'do-it-yourself gadget. Detroit Free Press, April 16, 1970.

2

¿La función principal de la hemoglobina es el transporte de O_2?

"Cuando todos pensamos igual, entonces nadie está pensando".

Walter Lipmann, 1915

Todas las especies de vertebrados, excepto una, emplean la hemoglobina como vehículo de transporte de oxígeno. (La excepción son los peces de hielo antárticos, cuya sangre diáfana carece de hemoglobina y eritrocitos) (1). Sin embargo, la idea de que la hemoglobina se dedica de manera exclusiva al transporte de O_2 es una visión miope, ya que sólo tiene en cuenta el lado del suministro del metabolismo. El primer capítulo demostró que el sistema cardiorrespiratorio está más ocupado en eliminar un producto de desecho metabólico (CO_2) que en proveer O_2 a los tejidos. En este capítulo se demostrará que esto también se aplica a la unidad hemoglobina-eritrocitos (también conocida como *eritrón*) y, en ese proceso, se presentarán algunas características de la hemoglobina y los eritrocitos que pueden haber escapado a la atención del lector.

CARGA DEL ERITRÓN

Una característica poco atendida de la unidad de hemoglobina y eritrocitos (el eritrón) es su enorme tamaño y el trabajo asociado a la fabricación, el mantenimiento y el traslado de una masa de esa magnitud (tabla 2.1). Esto es relevante porque la carga impuesta por esas características no correspondería a un diseño inteligente para un proceso de suministro de energía como la entrega de O_2 (que debe realizarse con costo energético limitado). Las implicaciones de esto se abordan más adelante en el capítulo.

Abundancia de hemoglobina

De manera convencional, la concentración de esta proteína se expresa en gramos por decilitro (g/100 mL) y no en gramos por litro (g/L), lo que crea la tendencia a subestimar el tamaño de la reserva de hemoglobina. Una concentración de hemoglobina representativa para un adulto sano es de 15 g/dL, es decir, 150 gramos por litro de sangre. Para un volumen de sangre normal de cinco litros, la masa total de hemoglobina será de 750 gramos. En comparación, la bomba que impulsa esos 750 gramos a través del sistema circulatorio (es decir, el corazón) tiene una masa de sólo 300 gramos (0.6 lbs). Se trata de un contraste importante (piense en un individuo de 170 libras que debe mover un objeto que pesa 425 libras), pero las cosas empeoran mucho si se añade la masa de los eritrocitos.

TABLA 2.1	Conteo para el eritrón[†]
Hemoglobina	• Concentración: 150 gramos por litro • Masa total: 750 gramos*
Eritrocitos	• Concentración: 5.4 billones de células por litro • Número total: 27 billones de células* • Tasa de reposición: 1% (275 mil millones de células) al día • Masa de eritrocitos: 2 litros o 2 kilogramos
Eritrón	• Masa total: 2.75 kilogramos

† Los valores mostrados son representativos para adultos sanos.
*Refiere a un volumen de sangre de 5 litros.

Abundancia de eritrocitos

La hemoglobina no puede vagar con libertad por el plasma porque se descompone en pocas horas, y los grupos hemo que se liberan son capaces de dañar el endotelio vascular (una lesión oxidativa atribuida al hierro del hemo) (2). Además, la oxihemoglobina es un eliminador de óxido nítrico (3), lo que favorece la vasoconstricción, la trombosis vascular y el deterioro del flujo sanguíneo. Estos efectos adversos crean la necesidad teleológica de un reservorio como los eritrocitos, para aislar la hemoglobina y prevenir el daño circulatorio. (La denominación "glóbulos rojos" es en realidad equivocada, porque los eritrocitos carecen de núcleo y no tienen mitocondrias; por ello no pueden clasificarse como células eucariotas. El nombre "corpúsculo rojo" es más apropiado, pero no tiene suficiente aceptación). Por desgracia, la presencia de eritrocitos crea sus propios problemas circulatorios, como se describe más adelante.

El número de eritrocitos circulantes es asombroso: cada litro de sangre contiene una media de 5.4 billones (5.4×10^{12}) de eritrocitos en varones adultos (hay 12% menos en las mujeres adultas) (4). En un volumen hemático normal (cinco litros) hay *27 billones de eritrocitos.* Para poner esta cifra en perspectiva, el número total de células del cuerpo humano se estima en 37 billones (5), lo que significa que el número de eritrocitos circulantes representa casi 75% de todas las células del organismo. Alrededor de 1% de los eritrocitos circulantes deben renovarse cada día (6), lo cual requiere la producción de (0.01 x 27.5 billones) 275 mil millones de eritrocitos cada 24 horas, o 190 millones eritrocitos cada minuto. Y no hay que olvidar que cada eritrocito contiene unos 300 millones de moléculas de hemoglobina que deben ser reemplazadas. No se conoce del costo energético de esta tarea, pero es muy probable que sea relevante.

Masa del eritrón

La masa normal del conjunto de eritrocitos es de unos 2 L o 2 kg (5), que si se combina con la cantidad normal de Hb calculada con anterioridad (es decir, 750 gramos), resulta en 2.75 kg como masa total del eritrón. Esto representa alrededor de 4% del peso corporal (para un adulto de 70 kg), y es mayor que la masa del hígado (1.5 kg), el cerebro (1.4 kg), los pulmones (1 kg), el corazón (0.3 kg) y los riñones (0.3 kg cada uno) (7). De hecho, *la masa del eritrón es mayor que la de todos los órganos internos del cuerpo, excepto el músculo esquelético.*

La función del corazón es mover la masa del eritrón. La figura 2.1 compara el desequilibrio de tamaño entre el eritrón y el corazón. El eritrón es nueve veces más pesado que el corazón. El trabajo que supone mover semejante masa ayuda a entender por qué el corazón tiene el mayor consumo de O$_2$ ajustado al peso (94 mL/min/kg) de cualquier órgano del cuerpo (7).

La carga impuesta por la masa del eritrón queda demostrada por la Segunda Ley del Movimiento de Newton, que establece que la fuerza necesaria para poner en movimiento un cuerpo (o cambiar su trayectoria) está directamente relacionada con la masa del cuerpo y su aceleración (8); es decir,

$$\text{Fuerza} = \text{masa x aceleración} \qquad (2.1)$$

Cuanto más grande sea la masa, mayor será la fuerza necesaria para impulsarla. (La fuerza en este caso es la presión impulsora del flujo sanguíneo, iniciada por las contracciones cardiacas). Esta fuerza también debe superar cualquier resistencia que se oponga al movimiento. La fricción se opone al traslado de los objetos sólidos a lo largo de una superficie, mientras que la fuerza que se opone al paso de los fluidos es la *viscosidad* del fluido (que se ha descrito como la "viscosidad" de un fluido). La viscosidad de la sangre se suma, entonces, a la carga del movimiento de la masa eritrosa.

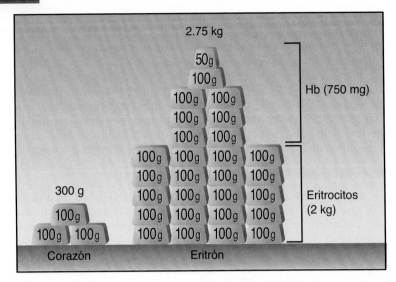

FIGURA 2.1 Representación visual del desequilibrio entre la masa del eritrón (la hemoglobina y los eritrocitos) y la masa de la bomba (el corazón) que se encarga de mover el eritrón a través del sistema circulatorio. Las unidades individuales representan barras ponderadas que pesan 100 gramos cada una.

Viscosidad de la sangre

El principal determinante de la viscosidad de la sangre es la densidad o concentración de los eritrocitos (es decir, el hematocrito), mientras que las anomalías en la deformabilidad y la agregación de los eritrocitos se suman al efecto de la viscosidad (9). El plasma es de alrededor de 1.8 veces más viscoso que el agua, sobre todo por su contenido de proteínas, pero su viscosidad contribuye poco a la viscosidad total de la sangre. La resistencia al flujo creada por la viscosidad de la sangre se describe en el capítulo 6, pero la siguiente observación es instructiva: para el paso a través de tubos rígidos con diámetro de 100 μ (típico de los vasos de resistencia en el cuerpo), la velocidad de flujo de una solución de hemoglobina sin células es 30% mayor que la velocidad de flujo de un fluido que contiene eritrocitos con la misma cantidad de hemoglobina (10).

Resumen

La carga creada por el eritrón incluye lo siguiente:

1. El costo metabólico de producir y mantener una masa mayor que todos los órganos internos del cuerpo, excepto el músculo esquelético.

2. El trabajo cardiaco necesario para hacer circular esta masa, y para vencer la resistencia creada por la viscosidad de los eritrocitos.

El costo energético de esta carga es excesivo para un proceso de suministro de energía como la entrega de O_2. Dado que el cuerpo humano parece funcionar mediante un diseño inteligente, entonces el eritrón debería hacer algo más que entregar O_2 a los tejidos, para justificar su excesivo costo. A continuación se presentan pruebas indirectas de esto.

Entrega de eritrón y oxígeno (O_2)

En la figura 2.2 se ofrecen pruebas de que el eritrón no se dedica exclusivamente a la entrega de O_2; se muestra la relación entre la entrega sistémica de O_2 (DO_2) y la captación de O_2 en los tejidos (VO_2). (*Nota:* dado que el O_2 no se almacena en los tejidos, su captación tisular equivale al consumo de O_2). Los recuadros sobre ambos puntos del gráfico indican la saturación de O_2 de la hemoglobina en sangre arterial y venosa (SaO_2 y SvO_2, respectivamente). La diferencia SaO_2 - SvO_2 expresa la fracción de las moléculas de hemoglobina que se han desaturado y liberado O_2 en los tejidos.

En el recuadro sobre el punto "normal", la diferencia (SaO_2 - SvO_2) es de 0.23 (23%), lo que indica que una cuarta parte de las moléculas de hemoglobina se han desaturado y han liberado O_2 en los tejidos. La SvO_2 es de 0.75, lo que sugiere que 75% de las moléculas de hemoglobina de la sangre venosa permanecen saturadas de oxígeno. Así, tres cuartas partes de las moléculas de hemoglobina circulantes no liberan O_2 en los tejidos en condiciones normales.

Al disminuir la DO_2 desde el punto normal (p. ej., al reducirse el gasto cardiaco), la VO_2 se mantiene, al principio, sin cambios. Esto es posible porque se eleva la extracción de O_2 de la hemoglobina, lo que se refleja en aumento de la diferencia SaO_2 - SvO_2. Esta relación se establece a continuación:

$$VO_2 = DO_2 \times (SaO_2 - SvO_2) \qquad (2.2)$$

A medida que la DO_2 disminuye, el aumento de la extracción de O_2 tiene un límite, que se muestra como el punto de máxima extracción de O_2 en la figura 2.2. En este punto, la diferencia (SaO_2 - SvO_2) ha aumentado hasta 0.48 (lo que indica que 50% de las moléculas de hemoglobina se han desaturado y han liberado su O_2 en los tejidos), mientras que la SvO_2 ha disminuido hasta 0.50 (lo que indica que 50% de las moléculas de hemoglobina permanecen saturadas de O_2). Los descensos adicionales de la DO_2 más allá de

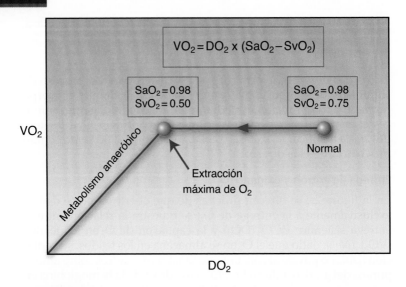

FIGURA 2.2 Relación entre el aporte de O_2 sistémico (DO_2) y la captación de O_2 (VO_2). SaO_2 y SvO_2 representan la saturación de O_2 de la hemoglobina en la sangre arterial y venosa, respectivamente. La diferencia ($SaO_2 - SvO_2$) es el grado de desaturación de O_2 en la sangre capilar. El texto ofrece una explicación más detallada.

este punto darán lugar a reducciones proporcionales de VO_2 y al inicio del metabolismo anaeróbico. Dado que la extracción máxima de O_2 es de 50%, esto significa que la mitad de las moléculas de hemoglobina nunca liberan O_2 en los tejidos, incluso cuando la oxigenación tisular está deteriorada. Esto es una prueba de que la masa del eritrón es mucho mayor de lo que se necesita para la entrega de O_2, lo que apoya la noción ya mencionada de que el eritrón está involucrado con algo más que la entrega de O_2. (El eritrón también transporta CO_2, lo que se describe más adelante en el capítulo).

Ejercicio

La condición descrita para la figura 2.2 se basa en una reducción primaria del suministro de O_2 (es decir, por anemia, hipoxia o disminución del gasto cardiaco), y esto difiere de una situación como el ejercicio, donde hay un aumento primario de VO_2. En esta última circunstancia, el mayor consumo de O_2 podría elevar el gradiente de movimiento del O_2 hacia los tejidos, y con ello aumentar la extracción de O_2 de la hemoglobina. La extracción máxima de O_2

puede crecer hasta 70 o 75% durante el ejercicio extenuante, en atletas en forma. Sin embargo, esto deja una fracción considerable ($\geq$ 25%) de la reserva de hemoglobina que nunca libera O_2 en los tejidos. (Esto supone al menos 25% de 2.5 kg, o 625 mg, de exceso de hemoglobina y eritrocitos, que es más del doble de la masa del corazón).

Una visión novedosa del eritrón

La resistencia de la hemoglobina a liberar O_2 en los tejidos es contraria a la percepción popular de que esa proteína se dedica a entregar oxígeno a los tejidos, de hecho, la hemoglobina libera sólo lo necesario para apoyar el metabolismo aeróbico. Esta visión del eritrón como un "depósito" para el oxígeno tiene respaldo en el hecho de que 98% de todo el O_2 del cuerpo está unido a la hemoglobina (véase la tabla 3.1). Al controlar la liberación de O_2 en los tejidos, el eritrón también está limitando el riesgo de lesiones celulares relacionadas con el oxígeno, que es una forma de protección antioxidante. Así pues, *una molécula que se anuncia como promotora de la oxigenación de los tejidos está en realidad restringiendo este proceso*, para proteger al organismo de los efectos dañinos del oxígeno.

TRANSPORTE DE DIÓXIDO DE CARBONO

El dióxido de carbono es el principal producto final del metabolismo y debe ser transportado a los pulmones para su eliminación. El manejo de CO_2 en la sangre se introdujo en el capítulo 1, y aquí se presenta con más detalle, con énfasis en la importante función del eritrón en el transporte de CO_2.

Plan de transporte

La pieza central del transporte de CO_2 es la reacción del CO_2 con el agua, que produce ácido carbónico (H_2CO_3), un ácido débil que se disocia de inmediato en iones de hidrógeno (H^+) y iones de bicarbonato (HCO_3^-). Esta reacción se muestra en seguida:

$$CO_2 + H_2O \rightarrow H_2CO_3 \rightarrow H^+ + HCO_3^- \qquad (2.3)$$

Como se mencionó en el capítulo 1, la participación del CO_2 en esta reacción permite que los líquidos acuosos retengan grandes volúmenes de CO_2 (porque la reacción química elimina el CO_2, manteniendo así un gradiente que atrae el CO_2 hacia la solución). De hecho, el volumen de CO_2 puede superar al del líquido si la presión del CO_2 es lo suficientemente elevada. Esto explica por qué se calcula que hay 130 litros de CO_2 en el cuerpo humano (11), mientras que el adulto de tamaño medio sólo tiene 40 a 50 litros de agua corporal total.

El dióxido de carbono se transporta como productos de la disociación del ácido carbónico (H^+ y HCO_3^-), con el esquema que se muestra en la figura 2.3. El CO_2 disuelto sólo representa 5% del volumen transportado (12), y no se incluye en la figura. La reacción de hidratación del CO_2 es lenta. El tiempo de reacción (40 segundos) es demasiado extenso para que se complete antes de que la sangre venosa llegue a los pulmones. Sin embargo, en presencia de la enzima *anhidrasa carbónica*, dicho proceso ocurre en menos de 10 milisegundos (11). La anhidrasa carbónica se localiza en los eritrocitos, pero no en el plasma; por eso, el principal lugar de producción de ácido carbónico son los eritrocitos. Los iones de hidrógeno que se generan son amortiguados por las moléculas de histidina de la hemoglobina, mientras que los iones de bicarbonato son bombeados de vuelta al plasma a cambio de iones de cloruro (para la neutralidad eléctrica) (12). Dado que los productos de disociación del ácido carbónico no se acumulan en los eritrocitos, la reacción de hidratación del CO_2 continúa sin interrupción, siempre que haya sustrato disponible (CO_2). Esto crea un "depósito" o "hueco" para el transporte de CO_2 en los eritrocitos.

Hemoglobina como tampón

En virtud de su capacidad para absorber el H^+ producido por la disociación del ácido carbónico, la hemoglobina es el principal vehículo para el transporte de CO_2. Su función como tampón se descubrió en la década de 1930-1939, pero este aspecto rara vez se reconoce en la medicina moderna. La capacidad amortiguadora de esta proteína se atribuye a sus 38 moléculas de histidina; en concreto, al anillo de imidazol de la molécula de histidina. (El imidazol es un anillo de cinco miembros formado por átomos de carbono y nitrógeno, y puede funcionar como un ácido o una base). La histidina es el único aminoácido que actúa como tampón en el rango de pH fisiológico. En ese sentido, es más eficaz en el rango de pH de 6 a 8 (12), mientras que el sistema tampón ácido carbónico-bicarbonato funciona mejor en el rango de 5 a 7 (13). Esto significa que *la hemoglobina es un tampón más productivo que el bicarbonato en el rango de pH fisiológico* (7.0 a 7.6).

La capacidad amortiguadora de la hemoglobina se compara con la de las proteínas plasmáticas en la tabla 2.2 (13). La capacidad de tampón inherente de la hemoglobina es casi 50% mayor que la de las proteínas plasmáticas; sin embargo, como resultado de la concentración mucho mayor de hemoglobina, su capacidad de tampón total es seis veces mayor que la de las proteínas plasmáticas. Esto demuestra la importancia del gran tamaño de la reserva de hemoglobina para el transporte de CO_2.

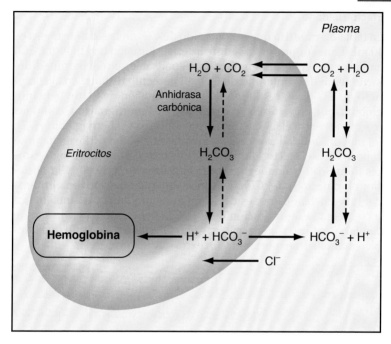

FIGURA 2.3 Reacciones químicas implicadas en el transporte de CO_2 en sangre. Las flechas sólidas indican la dirección favorecida de cada reacción. El texto ofrece una explicación más amplia.

Tabla 2.2	Capacidad de amortiguación de las proteínas de la sangre	
	Hemoglobina	**Proteínas del plasma**
Capacidad de amortiguación inherente	0.18 mEq H^+/g	0.11 mEq H^+/g
Concentración en sangre total	150 g/L	38.5 g/L
Capacidad total de amortiguación	27.5 mEq H^+/L	4.24 mEq H^+/L

De la referencia 13.

Efecto Haldane

La tabla 2.3 muestra que el contenido de CO_2 en la sangre venosa es 40 mL/L mayor que en la sangre arterial. También hay mayor PCO_2 en la sangre venosa, pero ésta es responsable sólo de la mitad del incremento del contenido de CO_2. El aumento restante en el contenido de CO_2 es el resultado de la desaturación de O_2 de la hemoglobina, que eleva tanto su capacidad de amortiguación, como las reacciones entre el CO_2 y los grupos amino de la hemoglobina (12). La mayor afinidad por el CO_2 en la hemoglobina desoxigenada se conoce como "efecto Haldane" (descubierto por el fisiólogo escocés John Scott Haldane), y facilita el transporte venoso (y la posterior eliminación) del CO_2. Es especialmente relevante en el marco del hipermetabolismo; es decir, un aumento de la tasa metabólica incrementa la desaturación de O_2 de la hemoglobina en la sangre capilar, y esto no sólo hace llegar más O_2 a los tejidos, sino que también ayuda a transportar el CO_2 extra que se produce.

Tabla 2.3	O_2 y CO_2 unidos a la hemoglobina		
	Sangre arterial	**Sangre venosa**	**Total**
Volumen de sangre	1.25 L	3.75 L	5.0 L
Oxígeno			
HbO_2/Hb total	0.98	0.75	—
Contenido de HbO_2[1]	197 mL/L	151 mL/L	—
Volumen de HbO_2	246 mL	566 mL	812 mL
Dióxido de carbono			
PCO_2 (mm Hg)	40	46	—
Contenido de $HbCO_2$[2]	466 mL/L	504 mL/L	—
Volumen de $HbCO_2$	583 mL	1890 mL	2473 mL

[1]Basado en los cálculos mostrados en el capítulo 3.
[2]De la referencia 12.

¿Por qué el transporte de O_2 no es la función principal de la hemoglobina?

La hemoglobina es el principal vehículo tanto del O_2 como del CO_2; se encarga de transportar 98% del O_2 (véase el capítulo 3) y

95% del CO_2 (12). La tabla 2.3 muestra una comparación del O_2 unido a la hemoglobina y el CO_2 unido a la hemoglobina en la sangre arterial y venosa. (El CO_2 unido a la hemoglobina representa la unión del CO_2 como H^+). Observe que *el volumen de CO_2 transportado por la hemoglobina es aproximadamente tres veces mayor que el de O_2 transportado*. Esto explica por qué la masa del eritrón es mucho mayor que la necesaria para el transporte de O_2, y también responde a la pregunta planteada en el título de este capítulo, porque indica que la *función principal de la hemoglobina es el transporte de CO_2, no de O_2*. Fin de la historia.

Prioridad de la eliminación de CO_2 sobre el suministro de O_2

En general, se considera que el suministro de oxígeno a los tejidos es la principal preocupación del corazón, los pulmones y los eritrocitos que contienen hemoglobina (el eritrón). Sin embargo, el primer capítulo demostró que el esfuerzo ventilatorio está controlado por el CO_2, no por el O_2, y que el gasto cardiaco influye más en el transporte de CO_2 que en el de O_2; mientras, este capítulo muestra que el eritrón está más implicado en el transporte de CO_2 que de O_2. En conjunto, esto parece indicar que los sistemas presuntamente dedicados al transporte de O_2 están en realidad más ocupados en la eliminación de CO_2.

La importancia percibida del suministro de O_2 se aborda desde un ángulo diferente en el siguiente capítulo, que muestra que, por lo general, los tejidos funcionan en un entorno pobre en oxígeno.

RESUMEN

La masa combinada de hemoglobina y eritrocitos (el eritrón) es mayor que la de cualquier órgano interno del cuerpo, excepto el músculo esquelético. Sin embargo, entre 25 y 50% de esta masa nunca libera O_2 en los tejidos, incluso cuando la oxigenación tisular está deteriorada.

La masa del eritrón es mucho mayor de lo necesario para el manejo de O_2, porque también transporta CO_2 (como H^+) en un volumen tres veces mayor que el de O_2. Ese volumen mayor indica que la función principal de la hemoglobina es el manejo del CO_2, no de O_2.

REFERENCIAS

1. Sidell BD, O'Brien KM. When bad things happen to good fish: the loss of hemoglobin and myoglobin expression in Antarctic icefishes. J Exp Biol 2006; 209:1791-1802.
2. Belcher JD, Beckman JD, Balla G, et al. Heme degradation and vascular injury. Antiox Redox Sign 2010; 12:233-248.

3. Schechter AN, Gladwin MT. Hemoglobin and the paracrine and endocrine functions of nitric oxide. N Engl J Med 2003; 348:1483-1485.

4. Walker RH, ed. American Association of Blood Banks Technical Manual. 10th ed. Arlington, VA: American Association of Blood Banks, 1990:649

5. Bianconi E, Piovesan A, Facchin F, et al. An estimation of the number of cells in the human body. Ann Human Biol 2013; 40:463-471.

6. Hillman RS, Finch CA. Red Cell Manual. 6th ed. Philadelphia: F.A. Davis, Co., 1992:33.

7. Diem K, Lentner C, eds. Documenta Geigy Scientific Tables. 7th ed. Basel: Geigy, 1970:539.

8. Arianrhod R. Einstein's Heroes: Imagining the world through the language of mathematics. Oxford: Oxford University Press, 2005:42-50.

9. Baskurt OK, Meiselman HJ. Blood rheology and hemodynamics. Semin Thromb Hemost 2003; 29:435-450.

10. Charm SE, Kurland GS. Blood Flow and Microcirculation. New York: John Wiley & Sons, 1974:158-159.

11. Henneberg S, Soderberg D, Groth T, et al. Carbon dioxide production during mechanical ventilation. Crit Care Med 1987; 15:8-13.

12. Nunn JF. Carriage of carbon dioxide in blood. In: Nunn's Applied Respiratory Physiology, 4th ed. Oxford: Butterworth-Heinemann, 1993:219-229.

13. Comroe JH Jr. Physiology of respiration. 2nd ed. Chicago, Yearbook Med Publishers, 1974:201-210.

3

¿Cuánto oxígeno hay en los tejidos?

"La protección más sencilla contra la toxicidad del oxígeno es esconderse".

Nick Lane (a)

Es bien conocido que la hemoglobina es necesaria para transportar el oxígeno a los tejidos, porque este elemento no se disuelve con facilidad en fluidos acuosos como el plasma. Sin embargo, una vez que el oxígeno se desprende de la hemoglobina y entra en los tejidos, el único oxígeno disponible es la pequeña cantidad que se disuelve en los líquidos intracelulares y extracelulares. Este capítulo documenta la escasez de oxígeno en los tejidos, sobre todo en las células, y muestra cómo el metabolismo aeróbico consigue funcionar en un entorno con cantidades tan exiguas de este vital elemento. El lector comprenderá entonces que las células no necesitan grandes cantidades de oxígeno para funcionar con normalidad, de hecho, verá que el entorno poco oxigenado en los tejidos es ventajoso, porque permite a los componentes celulares vitales "esconderse" de los efectos dañinos del oxígeno (que se describen en la segunda sección de este texto).

PRESIONES DE OXÍGENO

Cascada de oxígeno

El movimiento del O_2 desde los pulmones hasta el interior de las células está asociado con el descenso constante y precipitado de la presión parcial de O_2 (PO_2). Esta "cascada de oxígeno" se ilustra en la figura 3.1, que muestra los valores típicos de PO_2 en los principales puntos de la ruta de transporte de oxígeno, desde el aire ambiental (a nivel del mar) hasta el interior de las células. La gran caída inicial de la PO_2 del aire atmosférico al gas alveolar es un efecto de dilución creado por la humidificación del aire inhalado y por el CO_2 que entra en los alvéolos desde la sangre venosa. A esto le sigue un pequeño descenso de la PO_2 del gas alveolar a la sangre capilar pulmonar, que se atribuye a la sangre venosa de las vías respiratorias superiores que drena hacia las venas pulmonares y evita los capilares pulmonares. (Este *gradiente de PO₂ alvéolo-arterial* se incrementa por cualquier condición que altere el intercambio de gases en los pulmones). A continuación, ocurre un descenso considerable de la PO_2 de la sangre arterial a la de los capilares sistémicos. Esto se debe sobre todo al movimiento de O_2 fuera de los capilares y hacia los tejidos, pero también hay pruebas de un gradiente longitudinal de PO_2 a lo largo de la red arterial (atribuido al consumo de O_2 en las paredes de las arterias, y al movimiento de O_2 fuera de las arteriolas y hacia los tejidos) (1).

Las etapas finales del transporte de O_2 implican su movimiento desde la sangre capilar hacia los tejidos, donde se mueve a través del líquido intersticial, y entra en las células, para llegar a su destino final en las mitocondrias. A lo largo de esta ruta se produce un descenso sustancial de la PO_2, lo que da lugar a una PO_2 intracelular que es ≤ 5 mm Hg (véase más adelante).

PO_2 tisular

Las mediciones directas de la PO_2 tisular no están disponibles de forma rutinaria en la práctica clínica. La espectroscopia de infrarrojo cercano se usa como método no invasivo para controlar la saturación de O_2 de la hemoglobina en la microcirculación sistémica (sobre todo en las vénulas pequeñas) (2). Sin embargo, esta medida (es decir, la saturación venosa de O_2) es un reflejo del equilibrio entre el suministro de O_2 y su consumo, y no tiene correlación directa con la PO_2 tisular. El grueso de las mediciones de la PO_2 tisular procede de estudios en animales, por lo que se justifica una breve descripción de la metodología.

Metodología

El método tradicional para medir la PO_2 en fluidos biológicos es el electrodo polarográfico sensible al oxígeno, introducido a principios del decenio de 1960-1969 por Leland Clark Jr. (3). El "electrodo Clark" tiene un cátodo de platino que está en contacto con la muestra de líquido. Se aplica un pequeño voltaje de polarización al cátodo para inducir la reducción electrolítica de O_2 a H_2O en el fluido, y la transferencia resultante de electrones al cátodo produce una corriente que es proporcional a la PO_2 del líquido. Los electrodos Clark se utilizan para medir la PO_2 en muestras de sangre, y se han miniaturizado para la medición de PO_2 en tejidos y células (4). La penetración de estos electrodos en los tejidos llega a alterar las células y los pequeños vasos sanguíneos, lo que constituye una fuente de mediciones inexactas.

El riesgo de alteración del tejido con los electrodos Clark se elimina con el método óptico de detección de O_2, introducido en fecha más reciente y que no es invasivo. Los electrodos ópticos u "optodos" emiten ondas de luz que excitan los tintes luminiscentes sensibles al O_2. La fosforescencia subsiguiente es apagada por el O_2, y la tasa de decaimiento de la fosforescencia es inversamente proporcional

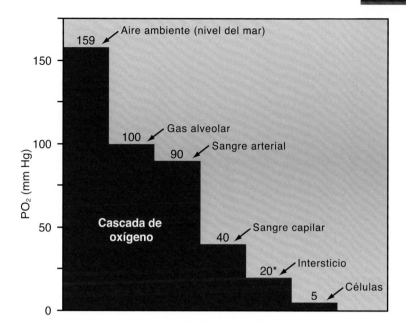

FIGURA 3.1 Ilustración del descenso en cascada de la PO_2 que se produce a medida que el oxígeno pasa del aire atmosférico a las células parenquimatosas de los tejidos. El asterisco indica que la PO_2 intersticial puede variar en órganos individuales. Consulte el texto para obtener más detalles.

a la PO_2 del líquido circundante (5). Los optodos han sustituido en gran medida a los electrodos polarográficos para el registro de PO_2 tisular, pero estos electrodos llegan a producir mediciones falsamente altas si el lugar de registro es adyacente a un vaso sanguíneo.

Medidas

Los registros de la PO_2 tisular se consideran un reflejo de la PO_2 media en el líquido intersticial, y suelen implicar múltiples registros en diferentes lugares de registro. El resultado es un histograma de frecuencias como el que se muestra en la figura 3.2 (6), que proporciona un perfil de PO_2 para el campo de estudio. El histograma en este caso tiene una distribución gaussiana o "normal", lo que indica que la PO_2 media (19.6 mm Hg) es una representación válida de la PO_2 media en el líquido intersticial circundante.

La PO_2 tisular varía en diferentes órganos o diferentes regiones de un mismo órgano. La tabla 3.1 muestra ejemplos de mediciones de PO_2 tisular en diferentes órganos (procedentes de estudios con animales) (6-11).

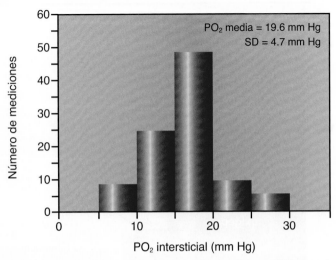

FIGURA 3.2 Histograma de frecuencias de las mediciones de la PO_2 tisular (intersticial) de una preparación de músculo esquelético *in situ* que permitió la visualización microscópica del tejido subyacente. Las mediciones individuales se tomaron en diferentes puntos a lo largo de una cuadrícula de registro. A partir de los datos de la referencia 6. SD, desviación estándar (*standard deviation*).

Observe que la PO_2 tisular es notablemente similar (20 a 25 mm Hg) en cuatro de los seis órganos, mientras que el cristalino del ojo está casi desprovisto de oxígeno. La falta de O_2 en el cristalino tiene efecto protector, porque la oxidación de las proteínas del cristalino es la principal fuente de formación de cataratas (11). La relación entre el O_2 y las cataratas está respaldada por los informes sobre la aceleración de la formación de cataratas tras la terapia de oxígeno hiperbárico (12).

PO_2 intracelular

Las mediciones directas de la PO_2 intracelular no son abundantes, pero los estudios disponibles muestran que existe un entorno pobre en oxígeno en las células. En un estudio de células musculares esqueléticas en reposo (estudiadas *in situ*), la PO_2 intracelular fue de 5.4 ± 0.5 mm Hg (media ± desviación estándar [SD]), y 70 de las 184 células analizadas (38%) tenían PO_2 intracelular <1 mm Hg (13). Otro estudio de músculo esquelético *in situ* descubrió que la PO_2 intracelular descendía a 1.4 mm Hg cuando se estimulaba el músculo hasta 95% de su consumo máximo de O_2 (14). Por último, en estudios de miocitos cardiacos aislados, la PO_2 intracelular fue de 0.2 a 2.4 mm Hg (14).

Tabla 3.1	Registros de PO_2 en varios tejidos	
Tejido	**PO_2 media (mm Hg)**	**Referencia #**
Corteza cerebral	24.5	7
Hígado	23.4	8
Miocardio	19.7	9
Músculo esquelético	19.6	6
Médula ósea	13.3	10
Cristalino	1.6	11

PO_2 crítica

La posibilidad de que exista metabolismo aeróbico en un entorno de bajo oxígeno se explica por las observaciones de la "PO_2 crítica", que se define como la PO_2 intracelular a la que el consumo de O_2 (o la producción de trifosfato de adenosina [ATP]) comienza a disminuir. Los estudios en animales informan de una PO_2 crítica ≤0.5 mm Hg en músculo cardiaco y esquelético (14, 15), y de 0.92 a 1.54 mm Hg en las mitocondrias renales aisladas (16). Estas cifras indican que el metabolismo aeróbico puede funcionar con "vapores" de oxígeno.

OXÍGENO CORPORAL TOTAL

La medición de la PO_2 proporciona poca información sobre la cantidad de oxígeno disponible en un lugar concreto. Dado que las necesidades de oxígeno se definen por el consumo del mismo, que se expresa en mL/min, el volumen de O_2 (en mL) es la mejor medida de la oxigenación. Las estimaciones de los volúmenes de oxígeno de la tabla 3.2 muestran cuánto oxígeno hay en el cuerpo de un adulto de tamaño medio y cómo se distribuye. Debe tenerse en cuenta que hay menos de un litro de oxígeno en el cuerpo y casi todo (98%) está unido a la hemoglobina, quedando muy poco en los tejidos. Las estimaciones del volumen de oxígeno en esta tabla son la pieza central del capítulo, por lo que cabe realizar una descripción de cómo se derivan.

Tabla 3.2   Distribución del oxígeno corporal total

Componente	Volumen	Concentración de O_2	Volumen de O_2
O_2 unido a la hemoglobina$_2$			
Sangre arterial	1.25 L	197 mL/L	246 mL (30%)
Sangre venosa	3.75 L	151 mL/L	566 mL (70%)
	Total: 5.0 L		Total: 812 mL
Plasma O_2			
Plasma (arterial)	0.7 L	2.9 mL/L	2.0 mL
Plasma (venoso)	2.1 L	1.2 mL/L	2.5 mL
	Total: 2.8 L		Total: 4.5 mL
O_2 tisular			
Líquido intersticial	14 L	0.75 mL/L	10.5 mL
Células del parénquima	23 L	0.15 mL/L	3.5 mL
			Total: 14.0 mL

O_2 total en sangre

El volumen total de oxígeno en la sangre depende de la concentración de O_2 unido a la hemoglobina y del O_2 plasmático en la sangre arterial y venosa, así como de los volúmenes de sangre arterial y venosa.

O_2 unido a la hemoglobina

La concentración de O_2 unido a la hemoglobina (HbO_2) se describe mediante la siguiente ecuación:

$$HbO_2 = 1.34 \times [Hb] \times SO_2 \ (mL/L) \qquad (3.1)$$

donde [Hb] es la concentración de hemoglobina (en g/L), 1.34 es la capacidad de transporte de O_2 de la hemoglobina (en mL/g), y SO_2 es la saturación de O_2 de la hemoglobina (expresada como la relación entre la hemoglobina oxigenada y la hemoglobina total). Esta ecuación establece que cada gramo de hemoglobina aglutina 1.34 mL de O_2 cuando está totalmente saturado de O_2 (es decir, cuando $SO_2 = 1.0$).

La HbO_2 en sangre arterial se determina utilizando una [Hb] de 150 g/L (equivalente a 15 g/dL) y una SO_2 arterial (SaO_2) de 0.98:

$$HbO_2(a) = 1.34 \times 150 \times 0.98 = 197 \text{ mL/L} \qquad (3.2)$$

La HbO_2 en sangre venosa se determina utilizando la misma (Hb) de 150 g/L y un SO_2 venoso (SvO_2) de 0.75:

$$HbO_2(v) = 1.34 \times 150 \times 0.75 = 151 \text{ mL/L} \qquad (3.3)$$

El volumen de HbO_2 en la sangre arterial y venosa se calcula utilizando un volumen de sangre de 5 L, con 75% del volumen (3.75 L) en las venas y 25% (1.25 L) en las arterias.

$$\text{Volumen de } HbO_2(a) = 197 \times 1.25 = 246 \text{ mL} \qquad (3.4)$$

$$\text{Volumen de } HbO_2(v) = 151 \times 3.75 = 566 \text{ mL} \qquad (3.5)$$

El volumen total de HbO_2 es de 812 mL. Observe que el volumen de HbO_2 en la sangre venosa es más del doble del volumen en la sangre arterial, y que *la sangre venosa contiene 70% del O_2 unido a la hemoglobina* (tabla 3.2). Esto indica que una fracción grande del O_2 unido a la hemoglobina se retiene en los tejidos en condiciones normales, lo que apoya la propuesta del capítulo 2 de que la hemoglobina ayuda a limitar o restringir la oxigenación de los tejidos.

O_2 disuelto

El oxígeno que no está unido a la hemoglobina se disuelve en sentido físico en los líquidos corporales. La concentración de O_2 disuelto se determina utilizando *la Ley de Henry* (por William Henry, un químico británico del siglo XIX), que establece que la concentración de un gas disuelto en fluidos acuosos es proporcional a la presión del gas sobre el fluido, con un factor de proporcionalidad que varía de forma inversa con la temperatura del líquido (17). Esto se expresa a continuación para la concentración de O_2 disuelto:

$$O_2 \text{ disuelto} = \alpha \times PO_2 \qquad (3.6)$$

Aquí, α es el factor de proporcionalidad, también conocido como coeficiente de solubilidad. A 37 °C, el coeficiente de solubilidad del oxígeno en el plasma es de 0.03 mL/L/mm Hg (18), lo que significa que a una PO_2 de 100 mm Hg sólo se disolverán 3 mL de O_2 en cada litro de plasma. Esto indica que *el oxígeno no se disuelve con facilidad en los fluidos acuosos.*

La concentración de O_2 en el plasma se separa en componentes arteriales y venosos, de forma similar al O_2 unido a la hemoglobina. El componente arterial se determina utilizando una PO_2 arterial de 98 mm Hg, mientras que para el componente venoso se utiliza una PO_2 de 40 mm Hg:

$$O_2(a) \text{ plasmático} = 0.03 \times 98 = 2.9 \text{ mL/L} \qquad (3.7)$$

$$O_2(v) \text{ plasmático} = 0.03 \times 40 = 1.2 \text{ mL/L} \qquad (3.8)$$

A fin de calcular el volumen de O_2 disuelto en el plasma, es necesario determinar el volumen plasmático. Con hematocrito de 45%, el volumen plasmático debe ser el 55% del volumen sanguíneo, por lo que el volumen plasmático arterial será de $0.55 \times 1.25 \text{ L} = 0.7 \text{ L}$, y el volumen plasmático venoso de $0.55 \times 3.75 \text{ L} = 2.1 \text{ L}$. El volumen de O_2 disuelto en el plasma arterial y venoso es, entonces:

$$\text{Volumen de plasma } O_2(a) = 0.7 \times 2.9 = 2.0 \text{ mL} \qquad (3.9)$$

$$\text{Volumen de plasma } O_2(v) = 2.1 \times 1.2 = 2.5 \text{ mL} \qquad (3.10)$$

Si se compara el volumen de O_2 disuelto en el plasma (4.5 mL) con el volumen de O_2 unido a la Hb (812 mL), se observa que *sólo 0.6% del oxígeno de la sangre está disuelto en el plasma*. El hecho de que el oxígeno no se disuelve con facilidad en el plasma, constituye un impedimento para el movimiento del oxígeno desde los eritrocitos hacia los tejidos (19).

O_2 total en los tejidos

Por último, considere la pregunta del título del capítulo: ¿cuánto oxígeno hay en los tejidos del cuerpo? Dado que sólo la fracción disuelta de O_2 está en los tejidos, no se espera mucho.

O_2 intersticial

La concentración de O_2 en el líquido intersticial se determina con la ecuación 3.6, utilizando el coeficiente de solubilidad para el plasma (es decir, los líquidos acuosos) y una PO_2 de 25 mm Hg (que es la PO_2 tisular más alta de la tabla 3.1).

$$O_2 \text{ intersticial} = 0.03 \times 25 = 0.75 \text{ ml/L} \qquad (3.11)$$

El volumen del líquido intersticial se determina utilizando las siguientes suposiciones (20): 1) El agua corporal total (TBW, *total body water*) es el 60% del peso corporal magro. 2) El volumen extracelular (ECV, *extracellular volume*) representa 40% del TBW, y 3) el volumen intersticial equivale al ECV menos el volumen plasmático. Para un adulto de 70 kg, el TBW será de $0.6 \times 70 = 42$ litros, el ECV será de $0.4 \times 42 = 16.8$ litros, y el volumen intersticial de $16.8 - 2.8 = 14$ litros; por tanto:

$$\text{Volumen de líquido intersticial } O_2 = 0.75 \times 14 \text{ L} = 10.5 \text{ mL} \quad (3.12)$$

Eso no es mucho O_2, y hay aún menos en las células.

O_2 intracelular

La concentración de O_2 en las células se determina utilizando una PO_2 intracelular de 5 mm Hg, que es un valor generoso basado en los estudios ya mencionados.

$$O_2 \text{ intracelular} = 0.03 \times 5 = 0.15 \text{ mL/L} \qquad (3.13)$$

El volumen de O_2 celular corresponde sólo a las células parenquimatosas (a diferencia de las sanguíneas). El volumen de las células parenquimatosas se determina con las siguientes suposiciones: 1) el TBW es el 60% del peso corporal magro, 2) el volumen intracelular (ICV, *intracellular volume*) representa 60% del TBW, y 3) el volumen de células parenquimatosas equivale al ICV menos el volumen de células rojas (que es el 45% del volumen sanguíneo). Para un adulto de 70 kg con volumen sanguíneo de 5 L, el TBW es de 42 L, el ICV de 0.6 x 42 = 25.2 L, el volumen de eritrocitos es de 0.45 x 5 = 2.3 L, y el volumen de células parenquimatosas de 25.2 - 2.3 = 22.9 (redondeado a 23) litros; por tanto:

$$\text{Volumen de } O_2 \text{ intracelular} = 0.15 \times 23 \text{ L} = 3.5 \text{ mL} \quad (3.14)$$

Así, el volumen total de O_2 en las células del parénquima del cuerpo equivale a menos de una cucharadita de líquido.

Tejidos pobres en oxígeno

Después de considerar lo anterior, es factible responder la pregunta del título del capítulo, esto es, *en un adulto de tamaño medio, el volumen total de oxígeno en los tejidos (intersticio más células) equivale a aproximadamente una cucharada de líquido (14 mL), y menos de una cucharadita (3.5 mL) se encuentra en las células.* Este entorno pobre en oxígeno es el resultado de la escasa solubilidad del O_2 en los fluidos acuosos y de la reticencia de la hemoglobina a liberar O_2 en los tejidos (como se describe en el capítulo 2). El metabolismo aeróbico puede continuar en ese entorno, porque es capaz de funcionar con niveles de oxígeno muy bajos (como demuestran los datos de "PO_2 crítico" ya citados).

Efecto protector del agua

La naturaleza hidrofóbica del oxígeno permite que el agua sirva de escudo protector contra la oxidación, lo que se demuestra fácilmente con el siguiente ejercicio: pele una papa (patata) y córtela en cubos de una pulgada; deje la mitad de los cubos expuestos al aire y coloque la otra mitad en un recipiente con agua fría. Los cubos de papa expuestos al aire comenzarán a volverse marrones después de unos 5-10 minutos (como resultado de la oxidación de los polisacáridos de la patata), mientras que aquellos sumergidos en agua fría no se tornarán marrones durante horas (una manzana también permite realizar este experimento, pero la oxidación en el aire parece más pronunciada con las patatas).

Como criaturas terrestres, estamos todo el tiempo rodeados e inmersos en el oxígeno atmosférico, lo que crea una amenaza incesante de lesiones oxidativas en los tejidos. Afortunadamente, el cuerpo humano adulto está compuesto por 50 a 60% de agua en peso, lo que le protege de los efectos dañinos del oxígeno atmosférico. La protección del agua explica por qué un feto se gesta en líquido amniótico y por qué un microbio se rodea de una biopelícula acuosa.

Contramedidas

Las intervenciones clínicas destinadas a promover la oxigenación de los tejidos se encuentran a menudo con contramedidas que evitan los aumentos indeseables de la oxigenación. Dos ejemplos de ello son la respuesta vasoconstrictora a la inhalación de oxígeno (21) y el aumento de la viscosidad de la sangre por las transfusiones de eritrocitos (22). Ambas respuestas reducen el flujo sanguíneo, lo que limita la capacidad de estas intervenciones para influir en la oxigenación de los tejidos. (Hay más información relacionada con estas respuestas en los capítulos 5 y 6.) Estas contramedidas son testimonios de la importancia de mantener un entorno pobre en oxígeno en los tejidos.

El cuerpo humano como microaerófilo

Los organismos microaerófilos necesitan oxígeno para sobrevivir, pero también son dañados por éste y deben vivir en un entorno pobre en dicho elemento. Esta descripción también parece aplicarse a las células parenquimatosas del cuerpo humano, de modo que aunque las personas se consideran "aerobios obligados" (es decir, organismos que requieren oxígeno para sobrevivir y existen en entornos ricos en oxígeno), desde el punto de vista de las partes vitales del cuerpo, somos más afines a los organismos microaerófilos.

RESUMEN

Las estimaciones del oxígeno corporal total en este capítulo se resumen de la siguiente manera:

1. Hay menos de 1 litro de oxígeno en el cuerpo humano adulto. El 98% de ese volumen está unido a la hemoglobina, lo que deja muy poco oxígeno (14 mL) en los tejidos. El entorno tisular pobre en oxígeno es el resultado del comportamiento hidrofóbico del oxígeno y de la reticencia de la hemoglobina a liberarlo en los tejidos.

2. El beneficio de mantener un entorno pobre en oxígeno en los tejidos es el menor riesgo de daño celular por oxidación. El me-

tabolismo aeróbico consigue continuar en un entorno así, porque puede funcionar con niveles de PO_2 inferiores a 1 mm Hg.

3. Las intervenciones clínicas que promueven la oxigenación de los tejidos suelen provocar contramedidas que los protegen de aumentos indeseables de la oxigenación. Un ejemplo de ello es la respuesta vasoconstrictora a la inhalación de oxígeno. Tales contramedidas ponen de manifiesto la importancia de mantener un entorno de bajo O_2 en los tejidos.

REFERENCIAS

a. Lane, N, Oxygen: The Molecule that Made the World, Oxford: Oxford University Press, 2002; 196.

1. Keeley TP, Mann GE. Defining physiological normoxia for improved translation of cell physiology to animal models and humans. Physiol Rev 2019; 99:161-234.

2. Davies DJ, Su Z, Clancy MT, Lucas SJ, et al. Near-infrared spectroscopy in the monitoring of adult traumatic brain injury: a review. J Neurotrauma 2015; 32:933-941.

3. Severinghaus JW, Astrup, PB. History of blood gas analysis. IV. Leland Clark's oxygen electrode. J Clin Monit 1986; 2: 125-139.

4. Whalen WJ, Riley J, A microelectrode for measurement of intracellular PO_2. J Appl Physiol 1967; 23:798-801.

5. Papkovsky DB, Zhdanov AV. Phosphorescence based O_2 sensors – Essential tools for monitoring cell and tissue oxygenation and its impact on metabolism. Free Rad Biol Med 2016; 101:202-210.

6. Tsai AG, Johnson PC, Intaglietta M. Is the distribution of tissue pO_2 homogeneous? Antiox Redox Sign 2007; 9:979-984.

7. Smith R, Guilbeau E, Reneau D. The oxygen tension field within a discrete volume of cerebral cortex. Microvasc Res 1977; 13:233-240.

8. Jiang J, Nakashima T, Liu KJ, et al. Measurement of PO_2 in liver using EPR oximetry. J Appl Physiol 1996; 80:552-558.

9. Chacko SM, Khan M, Kuppusamy ML, et al. Myocardial oxygenation and functional recovery in infarct rat hearts transplanted with mesenchymal stem cells. Am J Physiol Heart Circ Physiol 2009; 296:H1263-H1273.

10. Spencer JA, Ferraro F, Roussakis E, et al. Direct measurement of local oxygen concentration in the bone marrow of live animals. Nature 2014; 508:269-273.

11. McNulty R, Wand H, Mathias R, et al. Regulation of tissue oxygen levels in the mammalian lens. J Physiol 2004; 559:883-898.

12. Palmquist B-M, Philipson B, Barr P-O. Nuclear cataract and myopia during hyperbaric oxygen therapy. Br J Ophthalmol 1984; 68:113-117.

13. Whalen WJ, Nair P. Intracellular PO_2 and its regulation in resting skeletal muscle of the guinea pig. Circ Res 1967; 21:251-261.

14. Gayeski EJ, Honig CR. Intracellular PO_2 in long axis of individual fibers in working dog gracilis muscle. Am J Physiol Heart Circ Physiol 1988; 254:H1179-H1186.

15. Wittenberg BA, Wittenberg JB. Oxygen pressure gradients in isolated cardiac myocytes. J Biol Chem 1985; 260:6548-6554.

16. Stolp W, Thiwman V, Weber D, Weiss Ch. Measurements of the critical PO_2 of renal mitochondria. Pflugers Arch 1971; 323:250-257.

17. Henry W. Experiments on the quantity of gases absorbed by water at different temperatures and under different pressures. Phil Trans R Soc Lond 1803; 93:29-274.

18. Christoforides C, Laasberg LH, Hedley-Whyte J. Effect of temperature on solubility of O_2 in human plasma. J Appl Physiol 1969; 26:56-60.

19. Hellums JD. The resistance to oxygen transport in the capillaries relative to that in the surrounding tissue. Microvasc Res 1977; 13:131-136.

20. Rose BD, Post TW. Clinical Physiology of Acid-Base and Electrolyte Disorders. 5th ed, New York: McGraw-Hill, 2001:682.

21. Farquhar H, Weatherall M, Wijesinghe M, et al. Systematic review of studies of the effects of hyperoxia on coronary blood flow. Am Heart J 2009; 158:371-377.

22. Baskrut OK, Meiselman HJ. Blood rheology and hemodynamics. Semin Thromb Hemost 2003; 29:435-450.

¿La hipoxia tisular es una causa común de muerte?

4

"Si hubiera que nombrar el factor universal de toda muerte [...] sería sin duda la pérdida de oxígeno".

Sherwin Nuland, MD (*a*)

La cita introductoria expone (con certeza inflexible) una de las creencias más generalizadas sobre el oxígeno, que identifica la falta de ese elemento como la condición *sine qua non* para la muerte de los organismos aeróbicos. Este credo impregna toda la medicina clínica y es mucho más evidente en el manejo de pacientes agudos o gravemente enfermos, donde la principal preocupación es promover el suministro de oxígeno a los tejidos (p. ej., con intervenciones como la aplicación de oxígeno inhalado, la ventilación mecánica, las transfusiones de eritrocitos y las infusiones de volumen para promover el gasto cardiaco). Sin embargo, no existe alguna medida directa de la oxigenación de los tejidos que respalde nada de esto.

La percepción de que la hipoxia tisular es el principal presagio de la muerte celular tiene dos orígenes. (La hipoxia tisular se define como una oxigenación inadecuada en los tejidos para las necesidades del metabolismo aeróbico). La primera fuente es un sesgo inherente basado en la necesidad de oxígeno para la vida, tal y como se conoce. Esto propicia el siguiente razonamiento erróneo: "Como el oxígeno es necesario para la vida, entonces la falta de oxígeno debe ser indispensable para la muerte". La falacia aquí es que el oxígeno no es el único factor necesario para la vida (se necesitan otros componentes celulares vitales, como el DNA, las proteínas, las membranas celulares, etc.) y un defecto en cualquiera de estos otros factores suele ser letal. La segunda fuente proviene de los estudios que muestran una correlación directa entre los marcadores clínicos de hipoxia tisular y la probabilidad de un desenlace mortal en las condiciones que amenazan la vida. El problema aquí es la poca fiabilidad de estos marcadores clínicos, como se demuestra en este capítulo.

La idea de que la muerte es el resultado de un entorno pobre en oxígeno es contraria a la información presentada en el capítulo 3, el cual explica que un entorno pobre en oxígeno es el estado normal de los tejidos humanos. La información de este capítulo contribuye a resolver esta discrepancia.

39

LACTATO

El marcador clínico de la hipoxia tisular más utilizado es el aumento de la concentración de lactato en plasma; dicho factor, mucho más que cualquier otro, contribuye a la percepción de que la hipoxia tisular es una causa común de muerte.

La idea que relaciona la producción de lactato con la hipoxia tisular se remonta a mediados del siglo XIX, cuando Louis Pasteur descubrió que la fermentación de azúcares mediante levadura se inhibía al exponer al aire los cultivos de caldo de levadura (1). Este efecto inhibidor del oxígeno se observó tanto en la fermentación que produce alcohol como en la que produce lactato y se conoce ahora como "efecto Pasteur". En años posteriores, se observó un proceso similar en el músculo esquelético, donde la producción de lactato aumentaba con un entorno anaeróbico y disminuía con un entorno aeróbico (2).

La observación de que la falta de oxígeno se asocia con el aumento de la producción de lactato se interpreta de forma errónea como que este incremento es una prueba de la escasez de oxígeno. Sin embargo, el lactato puede producirse en grandes cantidades en condiciones aeróbicas; para comprender los mecanismos de producción de lactato bajo ese contexto, es necesario revisar las reacciones que intervienen en el metabolismo de la glucosa.

Metabolismo de la glucosa

Este proceso se esquematiza en la figura 4.1. Existen dos vías generales para la descomposición de la glucosa: una se encuentra en el citoplasma (y se conoce como *glucólisis*), y la otra se encuentra en las mitocondrias. La vía glucolítica funciona en presencia o ausencia de oxígeno y su rendimiento energético son dos moléculas de ATP por cada molécula de glucosa; mientras, la vía mitocondrial ocurre sólo en presencia de oxígeno y su rendimiento energético son 32 moléculas de ATP por cada molécula de glucosa.

La descomposición de la molécula de glucosa comienza en el citoplasma y alcanza un punto crucial con la formación de dos moléculas de piruvato. (El piruvato es la base conjugada del ácido pirúvico, que se disocia con facilidad). Cuando la oxigenación es adecuada, el piruvato pasa a las mitocondrias y proporciona la energía óptima para el metabolismo de la glucosa (32 moléculas de ATP por molécula de glucosa). Observe en la figura 4.1 que el oxígeno no participa de modo directo en la descomposición oxidativa de los metabolitos de la glucosa en la mitocondria. Esto se consigue mediante reacciones de oxidación en el ciclo de Krebs (recuerde que la oxidación implica la pérdida de electrones, y la

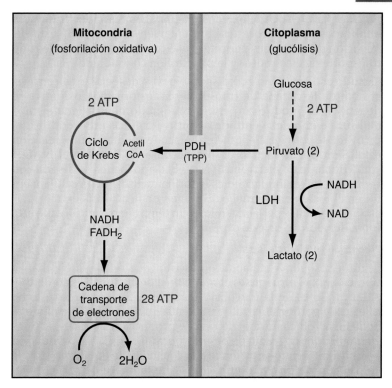

FIGURA 4.1 Las vías del metabolismo de la glucosa. ATP, trifosfato de adenosina; FADH$_2$, dinucleótido de flavina y adenina (reducido); LDH, lactato deshidrogenasa; NAD, dinucleótido de nicotinamida y adenina (oxidada); NADH, dinucleótido de nicotinamida y adenina (reducida); PDH, piruvato deshidrogenasa; TPP, pirofosfato de tiamina. Consulte el texto para obtener más información.

reducción conlleva la adición de éstos); los electrones liberados se añaden a las coenzimas NAD y FAD. Las coenzimas reducidas (NADH y FADH$_2$) sirven como portadores de electrones y viajan hasta la membrana mitocondrial interna, donde donan sus electrones al primero de una serie de cuatro complejos proteicos (es decir, la *cadena de transporte de electrones*). A continuación, los electrones pasan de un complejo proteico al siguiente, y esta transferencia da lugar a la producción de moléculas de ATP que almacenan energía (un proceso que se conoce como *fosforilación oxidativa*). El último complejo proteico (citocromo oxidasa) es una proteína que contiene hemo que se une al oxígeno, y los electrones "gastados" de la cadena de transporte de electrones se utilizan para reducir el oxígeno a agua. (Las reacciones químicas implicadas en este proceso se presentan en el capítulo 8). Esta eliminación de electrones permite el uso continuado de la cadena de transporte de electrones (y la producción continua de ATP).

Cuando el oxígeno no está disponible para despejar los electrones al final de la cadena de transporte, la fosforilación oxidativa se detiene. Esto produce un efecto retrógrado que detiene el ciclo de Krebs e impide la entrada de piruvato en las mitocondrias. El piruvato se convierte entonces en lactato mediante una reacción catalizada por la lactato deshidrogenasa (LDH), con el NADH como donante de electrones. (*Nota:* El ácido láctico se disocia con facilidad, y el anión lactato es la forma que sale de la célula y entra en el torrente sanguíneo. El origen de la acidosis extracelular asociada con la hiperlactatemia es un tema controvertido que está fuera del alcance de este capítulo).

Producción aeróbica de lactato

Según el esquema metabólico descrito (que refleja la enseñanza tradicional), el piruvato es el punto final de la glucólisis aeróbica y el lactato lo es de la glucólisis anaeróbica. Sin embargo, este no es el caso, porque el lactato también se produce durante el metabolismo aeróbico normal (la tasa de producción diaria es de unos 20 mmol por kilogramo de peso corporal al día) (3). La producción aeróbica de lactato se atribuye a la constante de equilibrio para la conversión de piruvato en lactato, que favorece de forma notable la producción de lactato, y a la elevada actividad enzimática de la isoforma de la LDH que facilita la reacción. La producción favorecida de lactato es evidente en las proporciones extracelulares de lactato:piruvato, que son de 23:1 en el cerebro, de 10-13:1 en el músculo esquelético y de 7:1 en el hígado (4).

Hiperlactatemia aeróbica

La capacidad de producir lactato de forma aeróbica significa que un aumento de la concentración de lactato en sangre (hiperlactatemia) no es necesariamente un reflejo de hipoxia tisular. De hecho, hay numerosos casos en los que la hiperlactatemia se desarrolla en el entorno de una oxigenación tisular adecuada. Las fuentes notables de "hiperlactatemia aeróbica" se presentan en la tabla 4.1. La fuente que merece especial atención es la septicemia/choque séptico (resaltados en rojo), porque estas afecciones son la principal causa de muerte intrahospitalaria en Estados Unidos (5) y la primera causa de muerte en todo el mundo (6). A continuación se revisan brevemente las pruebas de que la hiperlactatemia en la septicemia y el choque séptico es de origen aeróbico.

Tabla 4.1	Fuentes de hiperlactatemia aeróbica
Condiciones	**Drogas y toxinas**
Asma (grave)	β agonistas
Cetoacidosis	Cianuro
Disfunción del hígado	Metformina
Convulsiones	Propofol
Septicemia/choque séptico	Propilenglicol
Deficiencia de tiamina	Salicilatos
Tumores	Alcoholes tóxicos

Septicemia y choque séptico

La concentración de lactato en plasma es importante en el diagnóstico, el manejo y el pronóstico de la septicemia y el choque séptico. La septicemia se define como la respuesta desregulada del huésped a la infección, que da lugar a disfunción orgánica potencialmente mortal, mientras que el choque séptico es un subconjunto de la septicemia que se identifica por la hipotensión insensible al volumen y la hiperlactatemia (es decir, lactato sérico >2 mmol/L) (7). Según estas definiciones, la hiperlactatemia es una consecuencia universal del choque séptico. También es un hallazgo frecuente en casos de septicemia sin choque séptico, y las mediciones de lactato sérico se adoptaron como herramienta de cribado para la detección temprana de la septicemia (8). Además de su valor diagnóstico, la hiperlactatemia tiene importancia pronóstica en la septicemia y el choque séptico. El riesgo de muerte en estas afecciones está relacionado de forma directa con la presencia y la gravedad de la hiperlactatemia (9) y con el tiempo necesario para que los niveles de lactato se normalicen tras el inicio del tratamiento (es decir, cuanto más tiempo transcurra hasta la normalización, mayor será el riesgo de mortalidad) (10). Esta última observación condujo al uso de protocolos de tratamiento guiado por lactato para la septicemia y el choque séptico (11).

La correlación entre las concentraciones de lactato y las tasas de mortalidad se ha argumentado como prueba de que la hipoxia tisular es la causa de la muerte en la septicemia y el choque séptico; sin embargo, las observaciones que se presentan a continuación no apoyan esta afirmación.

Oxigenación de los tejidos

En un modelo animal de septicemia, el uso de un marcador de hipoxia que emite positrones (18F-fluoromisonidazol) no mostró evidencia de hipoxia celular en ninguno de los órganos estudiados, que incluían el cerebro, el corazón, los pulmones y el músculo esquelético (12). En estudios en humanos, los registros directos de la PO_2 en el músculo esquelético demuestran que la PO_2 tisular está realmente *aumentada* en la septicemia y el choque séptico (13,14). Los resultados de uno de estos estudios se muestran en la figura 4.2 (13). En este caso, se registró la PO_2 en el músculo braquiorradial o supinador largo (en el antebrazo) en tres grupos de sujetos: voluntarios sanos, pacientes en el periodo inmediato a la cirugía de derivación *(bypass)* cardiopulmonar y pacientes con choque séptico. La PO_2 del músculo esquelético fue equivalente en los sujetos sanos y en los pacientes postoperatorios, pero

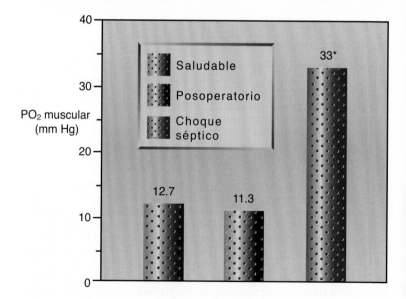

FIGURA 4.2 Comparación de los registros de la PO_2 del músculo esquelético en voluntarios sanos, pacientes posoperatorios tras una cirugía mayor y pacientes con choque séptico. Los números sobre las barras indican la media de la PO_2 para cada grupo de estudio. El asterisco indica una diferencia significativa (p < 0.001) con respecto a los otros grupos. Datos de la referencia 13.

fue casi tres veces mayor en personas con choque séptico. (Cabe destacar que la mayoría de los individuos con choque séptico de este estudio no sobrevivieron a la enfermedad). Un estudio similar en casos con septicemia mostró una correlación directa entre la magnitud del aumento de la PO_2 del músculo esquelético y la gravedad de la enfermedad (14). El aumento de la PO_2 tisular en la septicemia es coherente con la teoría de que la utilización mitocondrial del O_2 es defectuosa en este trastorno; esto es una condición conocida como *hipoxia citopática* (15).

Piruvato deshidrogenasa

La enzima piruvato deshidrogenasa (PDH) participa en la conversión oxidativa del piruvato en acetil coenzima A (acetil CoA); esta reacción requiere pirofosfato de tiamina como cofactor (figura 4.1). El proceso traslada la glucólisis a las mitocondrias, lo que permite la oxidación completa del sustrato de la glucosa. Está demostrado que la septicemia deprime la actividad de la PDH (16), en una acción atribuida a las toxinas bacterianas (p. ej., endotoxinas) y las citocinas proinflamatorias (p. ej., el factor de necrosis tumoral α) (2,17). Esto hace que la glucólisis se desvíe a la producción de lactato, lo que genera hiperlactatemia que no es resultado de la hipoxia tisular (16). La inhibición de la PDH es un mecanismo para el defecto propuesto en la utilización del O_2 mitocondrial en la septicemia (es decir, la hipoxia citopática).

El dicloroacetato (DCA) es un activador de la PDH que sólo es eficaz cuando la oxigenación es adecuada. Tanto los estudios en animales como en humanos demuestran que el DCA reduce la concentración de lactato sérico en la septicemia (18,19), lo cual representa una prueba más de que la hipoxia tisular no es una característica de la septicemia. Las acciones del DCA se demuestran en la figura 4.3 (18). En este caso, el aumento del nivel de lactato sérico inducido por la endotoxina se invirtió por completo con la administración de DCA. Observe también que la inhalación de una mezcla de O_2 al 12% (desafío hipóxico) no aumentó la concentración de lactato sérico. Estos resultados demuestran de forma clara la desconexión entre el aumento del lactato sérico y la hipoxia tisular.

Deficiencia de tiamina

El pirofosfato de tiamina es un cofactor de la enzima PDH (figura 4.1), y la deficiencia de tiamina es una causa reconocida de hiperlactatemia en ausencia de hipoxia celular (20). Hay deficiencia de tiamina hasta en 20% de los pacientes con choque séptico (21), y la administración intravenosa de tiamina reduce el lactato sérico en esta condición (22). De modo que la deficiencia de tiamina es una fuente potencial (y a menudo ignorada) de hiperlactatemia aeróbica.

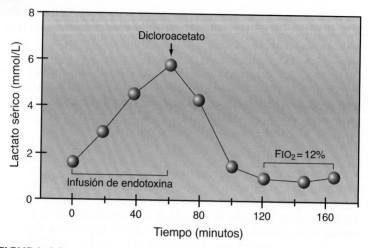

FIGURA 4.3 Los efectos de la endotoxina, el dicloroacetato y la inhalación de 12% de O_2 (desafío hipóxico) en las concentraciones de lactato sérico. Datos de la referencia 18.

Óxido nítrico

La respuesta inflamatoria que acompaña a la septicemia se asocia con un aumento de la producción de óxido nítrico, un radical libre reactivo que tiene múltiples funciones durante la septicemia (incluida la vasodilatación característica de la sepsis). El óxido nítrico es una fuente bien conocida de disfunción mitocondrial, por su capacidad para inhibir la citocromo oxidasa (el último componente de la cadena de transporte de electrones), con lo cual interfiere en la fosforilación oxidativa (23). Además, el óxido nítrico es muy reactivo con los radicales superóxido (que son abundantes en los sitios de inflamación) para producir peroxinitrito, un potente inhibidor del sistema de transporte de electrones en las mitocondrias (23). (La reacción del óxido nítrico con los radicales superóxido se detalla en el capítulo 8). Los efectos combinados del óxido nítrico y el peroxinitrito representan una fuente importante de la disfunción mitocondrial en la septicemia.

Aumento de la glucólisis

Condiciones críticas como la septicemia se acompañan de acumulación de la proteína transportadora de glucosa en la superficie celular, lo que eleva la captación de glucosa en las células (24). Esto provoca un alza de 40 a 50% en la tasa de glucólisis durante la septicemia, y un aumento similar en la liberación de lactato y piruvato de las células (12). (La liberación equivalente de lactato y piruvato es una prueba de la glucólisis aeróbica). El aumento de la glucólisis durante la septicemia se atribuye a la estimulación de los receptores β-2 adrenérgicos por las catecolaminas circulantes, sobre todo la epinefrina (25). Esta característica de la septicemia que incrementa la tasa de glucólisis al tiempo que inhibe el movimiento del piruvato hacia las mitocondrias, es el principal motor de la hiperlactatemia aeróbica.

Resumen

Existen numerosas pruebas de que la hiperlactatemia en la septicemia y el choque séptico es el resultado de un defecto en la utilización del O_2 por parte de las mitocondrias, y no un defecto en la disponibilidad del O_2. La disfunción mitocondrial en la septicemia se atribuye a varios factores, entre ellos la inhibición de la enzima piruvato deshidrogenasa (p. ej., por productos bacterianos y deficiencia de tiamina) y la inhibición de la cadena de transporte de electrones (p. ej., por el óxido nítrico). Esta disfunción mitocondrial, combinada con el aumento de la glucólisis inducido por la septicemia, conduce al aumento de la producción de lactato de origen aeróbico.

¿Qué tan común es la producción anaeróbica de lactato?

Este fenómeno sólo ocurre cuando los niveles de oxígeno son insuficientes para apoyar la producción de ATP en las mitocondrias. Lo que parece relevante a este respecto es la evidencia presentada en el capítulo 3 (véase PO_2 crítica) acerca de que la producción de ATP puede continuar hasta que la PO_2 caiga por debajo de 0.5 mm Hg. Esto sugiere que la producción anaeróbica de lactato es quizá un acontecimiento poco común. Dicha noción está respaldada por estudios en animales que muestran que los niveles de ATP celular permanecen inalterados en condiciones que se cree que producen hipoxia tisular, como la isquemia y la hipoxemia grave (26). Observaciones de esa naturaleza llevan a un "cambio de paradigma" en la función percibida de la anaerobiosis como fuente de hiperlactatemia, como se destaca en la siguiente afirmación:

> Está bien establecido que cualquier aumento de la concentración de lactato suele representar algo distinto a la limitación de O_2. La acumulación de lactato impulsada por la hipoxia es, en gran medida, la excepción y no la regla. (2)

Lactato como combustible oxidativo

El consenso emergente es que el lactato no es un producto de desecho del metabolismo anaeróbico, sino que sirve como fuente de combustible alternativa durante los periodos de estrés metabólico (2,25,27). La tabla 4.2 muestra una comparación del rendimiento energético de la oxidación de la glucosa y el lactato. Sobre una base molecular, el rendimiento energético de la glucosa

Tabla 4.2	El lactato en contraste con la glucosa como combustibles oxidativos		
Sustrato	**Peso molecular**	**Rendimiento energético**	**Densidad calórica**
Glucosa	180 g/mol	673 kcal/mol	3.74 kcal/g
Lactato	90 g/mol	326 kcal/mol	3.62 kcal/g
Lactato x 2	180 g/mol	652 kcal/mol	

es aproximadamente el doble que el del lactato; pero una molécula de glucosa produce dos moléculas de lactato, por lo cual el rendimiento energético global de la producción de lactato es similar al de la glucosa. Las densidades calóricas de la glucosa y el lactato, que se muestran en la tabla 4.2 (3.74 frente a 3.62 kcal/g), indican que *el lactato es equivalente a la glucosa como combustible oxidativo.*

Disparadores de lactato

El lactato puede servir como fuente de energía cuando la disponibilidad de glucosa se ve amenazada por una mayor demanda metabólica. La transferencia de lactato desde un lugar de mayor producción se denomina *disparador de lactato* (27). El primer disparador de lactato demostrado implicaba el transporte de lactato desde el músculo esquelético al hígado, donde el lactato se utiliza como sustrato para la gluconeogénesis. (El uso posterior de la glucosa para generar lactato cierra lo que se conoce como el *ciclo de Cori*). El lactato también puede transportarse para su uso como combustible oxidativo; esto suele requerir la conversión del lactato en piruvato, que luego entra en la mitocondria para la fosforilación oxidativa. Este tipo de transporte quizá involucre a órganos distantes o células dentro del mismo órgano. Este último fenómeno (transporte de lactato intraorgánico) se demuestra en el músculo en ejercicio, donde el lactato producido en las fibras musculares blancas "glucolíticas" se traslada a las fibras musculares rojas "oxidativas" (27). Durante el ejercicio, alrededor de 75% del lactato producido sirve como combustible oxidativo, mientras que el resto se utiliza para la gluconeogénesis (27).

En condiciones de estrés metabólico, el lactato suele ser utilizado como combustible oxidativo por el corazón y el cerebro. En esta situación, el lactato puede satisfacer 60% de las necesidades energéticas del miocardio (2), y hay pruebas de que mejora el rendimiento cardiaco en el choque circulatorio (28). El lactato también puede cubrir de 25 a 30% de las necesidades energéticas del cerebro en condiciones de estrés (29). Por su parte, el cerebro está dotado de su propio disparador de lactato intraorgánico, donde los astrocitos transfieren su lactato a las neuronas para proveerles energía oxidativa (2). Adaptaciones como estas ayudan a preservar la viabilidad del corazón y el cerebro en condiciones de riesgo vital.

DEUDA DE OXÍGENO

Otro marcador conocido de hipoxia tisular es un consumo de oxígeno (VO_2) inferior al normal (en ausencia de hipotermia). El déficit acumulado de VO_2 se conoce como *deuda de oxígeno* (30). El VO_2 de todo el cuerpo puede medirse como la diferencia de concentración de O_2 entre el gas inhalado y el exhalado durante un tiempo determinado, o puede calcularse mediante una ecuación de Fick modificada; es decir,

$$VO_2 = Q \times (CaO_2 - CvO_2) \tag{4.1}$$

en esta fórmula, Q es la tasa de flujo volumétrico (gasto cardiaco), y ($CaO_2 - CvO_2$) es la diferencia de contenido de O_2 entre la sangre arterial y la venosa mixta (arteria pulmonar). Este cálculo suele requerir mediciones obtenidas en la arteria pulmonar con un catéter de flotación con balón.

Origen

El concepto de deuda de oxígeno se introdujo en la década de 1920-1929 para explicar el hipermetabolismo que sigue a un periodo de ejercicio extenuante (31). Según este concepto, la elevación de los valores de lactato sérico inducida por el ejercicio es un reflejo del metabolismo anaeróbico (la deuda de oxígeno), y el aumento de VO_2 después del ejercicio es un mecanismo para "saldar la deuda de oxígeno". Este concepto permitió que su creador, el fisiólogo británico A. V. Hill, se hiciera acreedor a un Premio Nobel y permaneció indisputado durante casi 50 años, hasta que un estudio de 1971 demostró que el aumento del VO_2 después del ejercicio es el resultado de la elevación de la temperatura corporal (32). Los estudios demuestran que las concentraciones de O_2 en el músculo esquelético permanecen inalteradas mientras la producción de lactato crece de forma constante durante la contracción muscular y el ejercicio graduado (33,34), lo que indica que no existe un periodo de metabolismo anaeróbico durante el ejercicio (y, por tanto, no hay deuda de oxígeno).

Aplicaciones clínicas

La figura 4.4 muestra un ejemplo clínico de deuda de oxígeno. En este caso, un paciente sometido a reparación de aneurisma aórtico abdominal experimentó una disminución temprana y persistente de VO_2 que colocó este parámetro debajo del límite inferior de la normalidad (la línea de puntos). La zona sombreada muestra la magnitud y la duración del déficit de VO_2, y representa la deuda de oxígeno. (Observe que la disminución de VO_2 se produce antes de la aparición de la hiperlactatemia, lo que sugiere que dicha reducción es el origen de los valores elevados de lactato sérico). Los estudios clínicos demuestran que quienes desarrollan una deuda de O_2 persistente tras la cirugía tienen más probabilidades de padecer un fallo multiorgánico postoperatorio (30). Esta misma correlación se ha observado en individuos con choque circulatorio.

La adopción del concepto de deuda de oxígeno en medicina clínica se basa en la suposición de que un VO_2 anormalmente bajo es una prueba de hipoxia tisular. Sin embargo, también es posible que el VO_2 subnormal sea el resultado de una disminución en la utilización del O_2 en las mitocondrias (disfunción mitocondrial), sin que haya reducción de la disponibilidad de O_2. (En el caso representado en la figura 4.4, el descenso posoperatorio de VO_2 podría ser el resultado de la inhibición de la cadena de transporte de electrones inducida por el óxido nítrico, como consecuencia de la inflamación que acompaña a la cirugía mayor). Así, la deuda de O_2 no es necesariamente un marcador de hipoxia tisular; sin embargo, lo es de un déficit energético celular, razón por la cual esta deuda tiene el valor pronóstico ya citado.

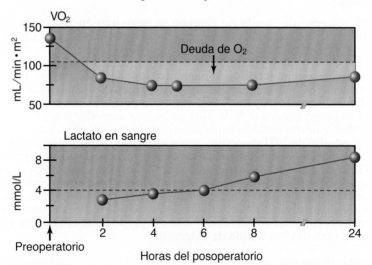

FIGURA 4.4 Mediciones seriadas del consumo de O_2 de todo el cuerpo (VO_2) y de las concentraciones de lactato sérico en el periodo posoperatorio tras una reparación de aneurisma aórtico abdominal. Las líneas punteadas indican los límites superior (para el lactato) e inferior (para el VO_2) de la normalidad. La zona en color naranja representa la deuda de oxígeno. Datos procedentes de la experiencia personal del autor de este capítulo.

Gestión enfocada

Los estudios clínicos que mostraban correlación entre una deuda de oxígeno y la probabilidad de disfunción multiorgánica condujeron a estrategias de manejo que intentaban alcanzar niveles normales o supranormales de VO_2, promoviendo el suministro de O_2 a los tejidos. Sin embargo, el efecto de este enfoque en las tasas de mortalidad fue inconsistente, pues estudios individuales mostraron reducción (35), ningún cambio (36) o aumento (37) de la mortalidad. Como resultado, el concepto de deuda de oxígeno fue abandonado, sobre todo como estrategia de manejo. Resulta interesante que una de las deficiencias citadas de este plan de tratamiento fuera la capacidad limitada de aumentar el VO_2 hasta el nivel deseado a pesar del aumento impuesto en el suministro de oxígeno (36). Esta capacidad limitada de influir en el VO_2 es el tema central de los siguientes dos capítulos.

RESUMEN

La percepción de que la hipoxia tisular es una causa común de muerte se basa sobre todo en estudios que utilizan la hiperlactatemia y la deuda de oxígeno como marcadores de hipoxia tisular. Sin embargo, ninguno de tales marcadores es específico de la hipoxia en tejidos. En el caso de la hiperlactatemia, el consenso emergente es que el lactato no es un producto de desecho del metabolismo anaeróbico, sino que es un combustible oxidativo que puede utilizarse durante los periodos de estrés metabólico.

Con base en la información presentada en este capítulo, es razonable concluir que la hipoxia tisular **no** es un preludio común de la muerte. De hecho, teniendo en cuenta los efectos perjudiciales del oxígeno y sus derivados reactivos (presentados en la segunda sección del libro), probablemente la *presencia* de oxígeno constituya la verdadera amenaza para la vida.

REFERENCIAS

a. Newland, S., How We Die: Reflections on Life's Final Chapter. New York: Random House, 1994.

1. Barnett JA, Entian K-D. A history of research on yeasts, 9: regulation of sugar metabolism. Yeast 2005; 22:835-894.

2. Ferguson BS, Rogatzki MJ, Goodwin ML, et al. Lactate metabolism: historical context, prior misinterpretations, and current understanding. Europ J Appl Physiol 2018; 118:691-728.

3. Kraut JA, Madias NE. Lactic acidosis. N Engl J Med 2014; 371:2309-2319.

4. Rogatski MJ, Ferguson BS, Goodwin ML, Gladden LB. Lactate is al-

ways the end product of glycolysis. Front Neuroscience 2015; 9:1-7.

5. Liu V, Escobar GJ, Greene JD, et al. Hospital deaths in patients with sepsis from 2 independent cohorts. JAMA 2014; 312:90-92.

6. Rudd KE, Johnson SC, Agesa KM, et al. Global, regional, and national sepsis incidence and mortality, 1990-2017: analysis for the Global Burden of Disease Study. Lancet 2020; 395:200-211.

7. Singer M, Deutschman C, Seymore CW, et al. The third international consensus definitions of sepsis and septic shock. JAMA 2016; 315:801-810.

8. Contenti J, Corraze H, Lemoël F, Levraut J. Effectiveness of arterial, venous, and capillary blood lactate as a sepsis triage tool in ED patients. Am J Emerg Med 2015; 33:167-172.

9. Trzeciak S, Dellinger RP, Chansky ME, et al. Serum lactate as a predictor of mortality in patients with infection. Intensive Care Med 2007; 33:970-977.

10. Nguyen HB, Rivers EP, Knoblich BP, et al. Early lactate clearance is associated with improved outcome in severe sepsis and septic shock. Crit Care Med 2004; 32:1637-1642.

11. Jansen TC, van Bommel J, Schoonderbeek FJ, et al. Early lactate-guided therapy in intensive care unit patients: a multicenter, open-label, randomized controlled trial. Am J Resp Crit Care Med 2010; 182:753-761.

12. Hotchkiss RS, Karl IE. Reevaluation of the role of cellular hypoxia and bioenergetic failure in sepsis. JAMA 1992; 267:1503-1510.

13. Sair M, Etherington PJ, Winlove P, Evans TW. Tissue oxygenation and perfusion in patients with systemic sepsis. Crit Care Med 2001; 29:1343-1349.

14. Boekstegers P, Weidenhofer S, Kapsner T, Werdan K. Skeletal muscle partial pressure of oxygen in patients with sepsis. Crit Care Med 1994; 22:640-650.

15. Fink MP. Cytopathic hypoxia. Mitochondrial dysfunction as mechanism contributing to organ dysfunction in sepsis. Crit Care Clin 2001; 17:219-237.

16. Vary TC. Sepsis-induced alteration in pyruvate dehydrogenase complex activity in rat skeletal muscle: effects on plasma lactate. Shock 1996; 6:89-94.

17. Thomas GW, Mains CW, Slone DS, et al. Potential dysregulation of the pyruvate dehydrogenase complex by bacterial toxins and insulin. J Trauma 2009; 67:628-633.

18. Curtis SE, Cain SM. Regional and systemic oxygen delivery/uptake relations and lactate flux in hyperdynamic, endotoxin-treated dogs. Am Rev Respir Dis 1992; 145:348-354.

19. Stacpoole PW, Nagaraja NM, Hutson AD. Efficacy of dichloroacetate as a lactate-lowering drug. J Clin Pharmacol 2003; 43:683-691.

20. Oriot D, Wood C, Gottesman R, et al. Severe lactic acidosis related to acute thiamine deficiency. JPEN: J Parenter Enteral Nutr 1991; 15:105-109.

21. Donnino MW, Carney E, Cocchi MN, et al. Thiamine deficiency in critically ill patients with sepsis. J Crit Care 2010; 25:576-581.

22. Woolum JA, Abner EL, Kelly A, et al. Effect of thiamine administration on lactate clearance and mortality in patients with septic shock. Crit Care Med 2018; 46:1747-1752.

23. Cassina A, Radi R. Differential inhibitory action of nitric oxide and peroxynitrite on mitochondrial electron transport. Arch Biochem Biophy 1996; 328:309-316.

24. Windall CC, Baldwin SA, Davies A, et al. Cellular stress induces a redistribution of the glucose transporter protein. FASEB J 1990; 4:1634-1637.

25. Levy B. Lactate and the shock state: the metabolic view. Curr Opin Crit Care 2006; 12:315-321.

26. Gutierrez G, Pohil RJ, Andry JM, et al. Bioenergetics of rabbit skeletal muscle during hypoxemia and ischemia. J Appl Physiol 1988; 65:608-616.

27. Brooks GA. Cell-cell and intracellular lactate shuttles. J Physiol 2009; 587:5591-5600.

28. Kline JA, Thornton LR, Lopaschuk GD, et al. Lactate improves cardiac efficiency after hemorrhagic shock. Shock 2000; 14:215-221.

29. van Hall G, Strømstead M, Rasmussen P, et al. Blood lactate is an important energy source for the human brain. J Cereb Blood Flow Metab 2009; 29:1121-1129.

30. Shoemaker WC, Appel PL, Kram HB. Role of oxygen debt in the development of organ failure, sepsis, and death in high-risk surgical patients. Chest 1992; 102:208-215.

31. Hill AV, Long CNH, Lupton H. Muscular exercise, lactic acid, and supply and utilization of oxygen. IV. The oxygen debt at the end of exercise. Proc R Soc Lond B Biol Sci 1924; 97:127-137.

32. Brooks GA, Hittelman KJ, Faulkner JA, Beyer RE. Temperature, skeletal muscle mitochondrial function, and oxygen debt. Am J Physiol 1971; 220:1053-1059.

33. Connett RJ, Gayeski TE, Honig CR. Lactate efflux is unrelated to intracellular PO_2 in a working red muscle in situ. J Appl Physiol 1986; 61:402-408.

34. Richardson RS, Norszewski EA, Leigh JS, Wagner PD. Lactate efflux from exercising human skeletal muscle: role of intracellular PO_2. J Appl Physiol 1998; 85:627-634.

35. Shoemaker WC, Appel P, Kram H, et al. Prospective trial of supranormal values of survivors as therapeutic goals in high-risk surgical patients. Chest 1988; 94:1176-1186.

36. Yu M, Levy M, Smith P, et al. Effect of maximizing oxygen delivery on morbidity and mortality in critically ill patients. A prospective, randomized, controlled trial. Crit Care Med 1993; 21:830-838.
37. Hayes M, Timmin A, Yau EHS, et al. Elevation of systemic oxygen delivery in the treatment of critically ill patients. N Engl J Med 1994; 330:1717-1722.

¿La oxigenoterapia se basa en las necesidades de los tejidos?

5

"Es lo que creemos que ya sabemos lo que a menudo nos impide aprender".

Claude Bernard (1813-1878)

La afición por la oxigenoterapia no tiene parangón con ninguna otra modalidad de tratamiento. Este interés se expresa en el uso liberal y no regulado de ese elemento en la práctica clínica moderna. La popularidad de la oxigenoterapia se hace patente en las salas de urgencias (donde el O_2 inhalado es una respuesta instintiva a la enfermedad aguda) y en las unidades de cuidados intensivos (donde es poco común que alguno de los pacientes no esté conectado a una fuente de ese gas). El oxígeno inhalado también está disponible para el público en general en "bares de oxígeno" (donde el elemento puro se suministra a través de puntas nasales, en una variedad de aromas) y en botes portátiles que suministran aerosoles de oxígeno (para un rápido "estímulo").

Ese uso desenfrenado del oxígeno merece un escrutinio, sobre todo a la luz de la información del capítulo 3, que muestra que las células del parénquima operan de forma normal en un entorno de baja oxigenación y que el metabolismo oxidativo puede continuar a niveles de PO_2 de hasta 1 mm Hg e incluso más bajos. Este capítulo ofrece parte de dicho escrutinio, con énfasis en la relación entre el uso y la necesidad de oxígeno.

DIRECTRICES ACTUALES

A pesar del uso generalizado de la oxigenoterapia, es sorprendente que haya pocas directrices para esta práctica. La primera normativa impulsada por expertos para este tipo de tratamiento se publicó en 1984 (1) y la recomendación principal se enunciaba así:

"La terapia de oxígeno suplementario es apropiada en condiciones agudas, cuando hay documentación de laboratorio de una PO_2 arterial (PaO_2) <60 mm Hg o una saturación arterial de O_2 (SaO_2) <90%; *se asume comúnmente que la hipoxia tisular está presente en estos valores de laboratorio"* (las cursivas son del autor de este capítulo).

Esta afirmación es coherente con la definición consensuada de hipoxemia como una PaO_2 <60 mm Hg o una SaO_2 <90%, y este umbral para el tratamiento con O_2 ha cambiado poco a lo largo de los años. Las directrices más recientes incluyen un límite máximo para esta terapia, en función del potencial tóxico del oxígeno. Las recomendaciones más recientes incluyen un objetivo de SaO_2 de 88 a 92% para sujetos con riesgo de retención de CO_2 y SaO_2 de 90 a 94% para la mayoría de los demás pacientes (2).

El principal problema de las recomendaciones para la terapia con O_2 es la suposición de que la oxigenación tisular está amenazada o comprometida cuando la PaO_2 cae por debajo de 60 mm Hg, o la SaO_2 llega a menos de 90%, lo que se aborda más adelante en el capítulo. Una preocupación adicional es el uso preferente del SaO_2 como guía para la oxigenoterapia (véase más adelante).

SaO_2

La introducción de la pulsioximetría en la década de 1970-1979 proporcionó un método confiable y no invasivo de vigilancia de la SaO_2 a pie de cama. Durante la siguiente década, este recurso se popularizó tanto que la SaO_2 pasó a denominarse "el quinto signo vital" (3). Por la disponibilidad y facilidad de registro, la SaO_2 se convirtió en el parámetro preferido para guiar la oxigenoterapia; sin embargo, la fuerza que impulsa el O_2 hacia los tejidos es el gradiente de PO_2 de la sangre a la zona tisular, por lo que la PaO_2 es una medida más apropiada para guiar la oxigenoterapia.

Curva de disociación de la oxihemoglobina

La SaO_2 puede ser engañosa cuando los registros de oximetría de pulso no son óptimos (lo que ocurre con más frecuencia de lo que se sospecha) (4), y cuando hay desplazamientos en la curva de disociación de la oxihemoglobina. Esta última influencia se muestra en la figura 5.1. La curva de disociación de la oxihemoglobina describe la relación entre la PaO_2 y la SaO_2: un desplazamiento de la curva hacia la izquierda aumenta la SaO_2 en cualquier PaO_2 (lo que significa que es menos probable que la Hb libere O_2 en los tejidos), mientras que un sesgo hacia la derecha tiene el efecto contrario. Para apreciar la influencia engañosa de estas variaciones, considere que un aumento de la SaO_2 suele indicar que hay más O_2 disponible para los tejidos, pero si el aumento se debe a un desplazamiento hacia la izquierda de la curva de disociación de la oxihemoglobina, entonces hay menos oxígeno disponible para los tejidos. Las condiciones que producen desplazamientos en la curva de disociación de la oxihemoglobina se muestran en la figura 5.1.

Falta de apego (incumplimiento)

Hay una falta de apego generalizada a las directrices publicadas sobre la oxigenoterapia. En una revisión de 11 estudios que evaluaron el apego a estas normas (5), las tasas de cumplimiento varió de 0 a 55%, y cinco estudios mostraron tasa inferior a 10%.

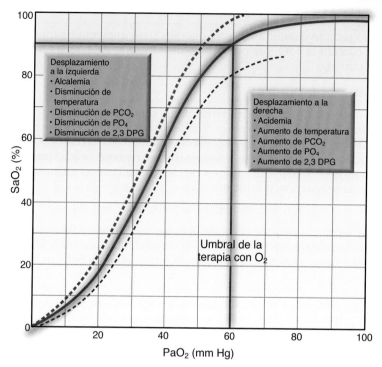

FIGURA 5.1 Curvas de disociación de la oxihemoglobina. Cuando la curva normal (línea sólida) se desplaza a la izquierda o a la derecha (líneas punteadas), se altera la relación entre PaO_2 y SaO_2. Consulte el texto para obtener una mayor explicación.

Cada uno de esos estudios incluyó una iniciativa educativa para mejorar la aceptación de las reglas, pero las tasas de cumplimiento se mantuvieron por debajo del 50%, a pesar del esfuerzo educativo. Esa falta de apego es, sin duda, un factor que contribuye a la sobreutilización de la oxigenoterapia (6).

El mal uso del oxígeno implica sobre todo una actitud de dar poca importancia al nivel máximo recomendado de SaO_2 o PaO_2. Por ejemplo, en un estudio multicéntrico que evaluó 107 000 resultados de gases en sangre arterial en pacientes que recibían terapia de O_2, tres cuartas partes de las muestras presentaron PaO_2 o SaO_2 que superaban el rango objetivo recomendado (7). Esto indica una inquietante falta de preocupación por los efectos perjudiciales del oxígeno, y evidencia que el uso actual de la terapia con O_2 no sólo es excesivo, sino también peligroso.

TOLERANCIA A LA HIPOXEMIA

Esta sección examina los fundamentos para iniciar la terapia con O_2 cuando la SaO_2 cae por debajo de 90%, o la PaO_2 es inferior a 60 mm Hg.

Contenido de O_2 arterial

La *hipoxemia posee* una característica que rara vez se menciona: *tiene influencia relativamente menor en el contenido arterial de* O_2. Esto se muestra en la figura 5.2, que representa el contenido arterial de O_2 (CaO_2) asociado con el umbral de la terapia con ese elemento y a las transfusiones de eritrocitos. Los valores de CaO_2 se calcularon utilizando la siguiente ecuación, que identifica los determinantes de la CaO_2:

$$CaO_2 = 1.34 \times [Hb] \times SaO_2 \times 10 \quad (mL/L) \qquad (5.1)$$

Los términos de esta ecuación son los siguientes: 1.34 es la capacidad de transporte de O_2 de la hemoglobina (en mL/g), [Hb] es la concentración de hemoglobina (en g/100 mL), SaO_2 es la saturación arterial de oxihemoglobina (expresada como decimal en lugar de porcentaje), y 10 es un factor que convierte el CaO_2 de mL/100 mL a mL/L. Utilizando los valores normales de [Hb] (15 g/100 mL) y SaO_2 (0.98), se obtiene una CaO_2 normal de 197 mL/L, que se indica a la izquierda en la figura 5.2. Cuando la SaO_2 se reduce a 0.90 (el umbral típico para la terapia con O_2), la CaO_2 es de 181 mL/L, lo que supone una disminución de 8% de la CaO_2. Por tanto, un descenso de SaO_2 hasta el umbral para iniciar la terapia con O_2 da lugar a una disminución relativamente pequeña (8%) del contenido de O_2 en la sangre, y parece poco probable que este cambio mínimo influya en la oxigenación de los tejidos.

Para las transfusiones eritrocitarias, el motivo de la transfusión recomendada es un nivel de Hb de 7 g/dL (véase el capítulo 6). Este valor arroja una CaO_2 de 92 mL/L, lo que supone una disminución de 64% respecto al valor inicial. Así que existe una amplia discrepancia entre el contenido de O_2 arterial que motiva el tratamiento con O_2 (181 mL/L) y el que desencadena las transfusiones de GR (92 mL/L). Dado que la oxigenación tisular no está comprometida con un contenido arterial de O_2 de 92 mL/L, esto es una prueba de que la terapia se inicia cuando la oxigenación tisular es adecuada.

Hipoxemia hipobárica

Los estudios en humanos sobre la hipoxemia grave se han realizado sobre todo en cámaras de descompresión, donde los sujetos se exponen a bajas presiones atmosféricas. Esta condición se conoce como *hipoxia hipobárica*, y la disminución resultante de la oxigenación arterial

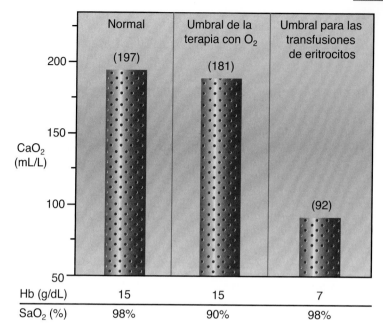

FIGURA 5.2 Relación entre el contenido de O_2 arterial (CaO_2) y los umbrales para la terapia con O_2 ($SaO_2 = 90\%$) y las transfusiones de glóbulos rojos (Hb = 7 g/dL). Los números entre paréntesis son valores de CaO_2 calculados a partir de las cifras correspondientes de hemoglobina (Hb) y de saturación arterial de oxihemoglobina (SaO_2) que se muestran al pie del gráfico.

se denomina *hipoxemia hipobárica*. La capacidad de tolerar la hipoxemia hipobárica grave fue demostrada por primera vez "sobre el terreno" por un intrépido alpinista italiano llamado Reinhold Messner.

Reinhold Messner

Es el alpinista más consumado de la historia de esta disciplina. Uno de sus logros más notables se produjo en 1978, cuando él y su compañero de escalada Peter Habeler alcanzaron la cumbre del Monte Everest (con altura de 8849 m [29 029 pies]) sin utilizar oxígeno suplementario (figura 5.3). Messner es un naturalista que cree que la escalada de montañas debe experimentarse con el menor número posible de ayudas artificiales, y evitó el uso de "apoyos artificiales de oxígeno" durante toda su carrera. Antes de su histórica escalada, Messner fue advertido (por expertos de la época) de que alcanzar la cima del Everest sin oxígeno inhalado era una meta suicida, pues perdería el conocimiento y sufriría daños

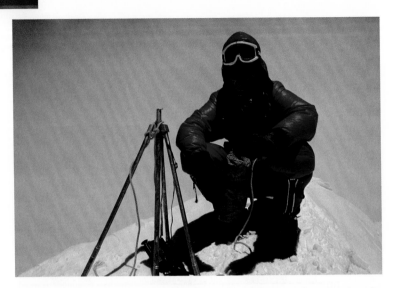

FIGURA 5.3 Reinhold Messner en la cumbre del Monte Everest, sin máscara de oxígeno. La PO_2 inhalada a esa altitud es de sólo 43 mm Hg.

cerebrales permanentes al rebasar la altitud de 26 000 pies (una región conocida como la "zona de la muerte"). Sin embargo, esa era una afirmación no probada (como muchas otras sobre el oxígeno), así que Messner ideó una prueba sencilla: utilizando un avión con cabina despresurizada, se trasladó a una altitud justo por encima de la cumbre del monte Everest mientras respiraba aire ambiente. Para disgusto de muchos, Messner no sintió ningún efecto negativo mientras el avión superaba los 26 000 pies (la zona de la muerte) y alcanzó la altitud máxima de 30 000 pies. Más tarde escribió: "He presenciado el vuelo sin máscara de oxígeno, y todavía fui capaz de hablar, de pensar, de sentirlo todo" (8).

De este modo, Reinhold Messner desmintió uno de los credos populares sobre la incapacidad de sobrevivir en un entorno de oxígeno escaso. Pasó a ser el primero en escalar con éxito las 14 montañas que superan 8000 metros de altura, y lo hizo sin utilizar oxígeno suplementario. (*Nota:* se han realizado 198 ascensos exitosos al Monte Everest sin el uso de oxígeno. El lector puede consultar una lista de las personas que han completado esa tarea en www.8000ers.com).

No se obtuvieron mediciones fisiológicas de Reinhold Messner en la cumbre del Monte Everest, pero el grado de hipoxia hipobárica al que se enfrentó puede determinarse calculando la PO_2 inhalada (PIO_2) a esa altura:

$$PIO_2 = (PB - PH_2O) \times 0.21 \qquad (5.2)$$

En esta ecuación, PB es la presión barométrica, PH_2O es la presión del vapor de agua (que da cuenta de la humidificación de los gases inhalados), y 0.21 es la concentración fraccional de O_2 en la atmósfera. La PB en la cima del Monte Everest es de 253 mm Hg (9), es decir, casi un tercio de la PB a nivel del mar (760 mm Hg), y la PH_2O es de 47 mm Hg, por lo que la PIO_2 es (253 - 47) x 0.21 = 43 mm Hg. ¡Esto significa que la PIO_2 inhalada en la cima del Monte Everest es inferior a la PIO_2 arterial que desencadena la terapia con O_2!

Hipoxemia grave

El más influyente de los estudios con cámara de descompresión es la Operación Everest II (10), un ascenso simulado al Monte Everest en el que participaron ocho voluntarios sanos (no escaladores) que pasaron 40 días en una cámara de descompresión. Durante este tiempo, la presión del recinto se redujo de modo gradual hasta que la PIO_2 alcanzó 43 mm Hg, para replicar la PIO_2 de la cumbre del Everest. Los datos de este estudio se muestran en la tabla 5.1. Observe la gravedad de la hipoxemia (PaO_2 = 30 mm Hg, SaO_2 = 58%); pero lo que es más importante: note que no hubo una disminución asociada en el consumo de O_2 de todo el cuerpo ni un aumento del nivel de lactato en plasma. Estos datos demuestran que el metabolismo aeróbico se mantiene a niveles de hipoxemia que raras veces se encuentran (o se permite que persistan) en la práctica clínica. (*Nota:* La fiabilidad del nivel de lactato como marcador del metabolismo anaeróbico se considera en el capítulo 4).

El único estudio donde participaron escaladores en el Monte Everest notificó niveles más graves de hipoxemia hipobárica (11). Las muestras de sangre de cuatro personas que respiraban aire ambiente a una altitud de 27 559 pies (8340 m) (1470 pies [448 metros] por debajo de la cumbre) mostraron PaO_2 de 24.6 mm Hg, SaO_2 de 54% y lactato sérico de 2.2 mmol/L (valores medios). De forma similar a los estudios en cámaras de descompresión, no hubo evidencia de alteración de la oxigenación tisular.

Aclimatación

La tolerancia a la hipoxemia hipobárica grave debe interpretarse a la luz de la respuesta de aclimatación, que implica el aumento de la concentración de hemoglobina que se desarrolla de modo gradual a lo largo de 3 a 4 semanas de exposición a bajas presiones atmosféricas. Esto mejora el rendimiento en el ejercicio (de manera similar al "dopaje sanguíneo", pero de naturaleza intrín-

Tabla 5.1	Hipoxemia hipobárica grave		
	Nivel del mar	Cumbre del Monte Everest	Porcentaje de cambio
P_IO_2 (mm Hg)	150	43	-73%
PaO_2 (mm Hg)	99	30	-70%
SaO_2 (%)	98	58	-41%
CaO_2 (mL/L)	179	119	-34%
VO_2 (mL/min)	350	386	+10%
VCO_2 (mL/min)	278	369	+33%
Lactato (mmol/L)	1.1	1.7	+55%

Los números representan valores medios, redondeados al número entero más cercano (excepto el lactato). CaO_2, contenido de O_2 arterial; P_IO_2, PO_2 inhalada; VCO_2, producción de CO_2; VO_2, consumo de O_2. Datos de la referencia 10.

seca), lo que se atribuye a una mejor entrega de O_2 a los tejidos. Sin embargo, quizá haya otro proceso implicado en los beneficios de la aclimatación, como se explica a continuación.

Eliminación de CO_2

Los datos de la tabla 5.1 muestran un aumento de 33% en la producción de CO_2 (VCO_2) y un incremento mucho menor (10%) en el consumo de O_2 (VO_2) en estos sujetos aclimatados. El aumento de la VCO_2 es, entonces, tres veces mayor que el aumento de VO_2, por lo que el aumento del transporte de CO_2 debería ser tres veces mayor que el aumento del transporte de O_2. Dado que la hemoglobina es importante en el transporte de CO_2 (véase el capítulo 2), es posible que el aumento de la concentración de hemoglobina durante la aclimatación sea más bien una respuesta a las mayores necesidades de transporte de CO_2. El dióxido de carbono es un ácido, por lo que el mayor transporte de CO_2 ayuda a aliviar la acumulación de ácido en los tejidos, y esto podría contribuir a los beneficios de la aclimatación.

Hipoxemia normobárica

La hipoxemia que se encuentra en la práctica clínica (*hipoxemia normobárica*) es casi siempre el resultado de una anomalía en el intercambio de gases en los pulmones. Existe poca información sobre la tolerancia a este tipo de hipoxemia, sobre todo porque se corrige inmediatamente y no se deja que persista. La información disponible procede de pequeños estudios observacionales y de informes de casos. Los datos de la tabla 5.2 proceden de un estudio de ocho personas con insuficiencia respiratoria aguda que tenían PaO_2 inferior a 40 mm Hg mientras respiraban aire ambiente durante al menos una hora (12). En la tabla se muestran la PaO_2, la SaO_2 y el nivel de lactato plasmático en cada individuo. No hubo evidencia de oxigenación tisular comprometida en ningún paciente, según lo determinado por los niveles normales de lactato (≤2 mmol/L); se han comunicado hallazgos similares en informes de casos individuales (13).

Disfunción de órganos

Esta condición se utiliza como prueba (indirecta) de la alteración del metabolismo aeróbico por la hipoxemia. Tal vez el órgano que más se ve afectado es el cerebro. La alteración de la mente es la consecuencia más citada de la hipoxemia, pero no está clara la gravedad de la hipoxemia suficiente para alterar la función cerebral. Desde hace tiempo se afirma que la disfunción de los órganos ocurre sólo hasta que la PaO_2 desciende por debajo de 30 mm Hg,

Tabla 5.2	Hipoxemia normobárica grave		
Paciente	PaO_2 (mm Hg)	SaO_2 (%)	Lactato (mmol/L)
1	22	35	0.9
2	30	54	0.3
3	32	59	0.9
4	35	55	1.6
5	34	65	1.6
6	35	67	2.0
7	37	75	2.0
8	39	76	1.1

De la referencia 12.

o la SaO_2 cae por debajo del 50% (14); pero no hay pruebas que respalden estas afirmaciones. Una observación que merece mencionarse es la de un estudio donde la hipoxemia no se asoció con cambios en el estado mental a menos que se acompañara de insuficiencia cardiaca (es decir, un estado de bajo flujo) (12). Esto sugiere que la hipoperfusión puede ser una amenaza mayor para la oxigenación de los tejidos que la hipoxemia. De hecho, esto explicaría por qué existen condiciones como el choque hipovolémico y el choque cardiogénico (es decir, el choque de bajo flujo), mientras que el "choque hipoxémico" no es una entidad clínica reconocida.

Resumen

Hay pocos estudios sobre la tolerancia a la hipoxemia grave en humanos, pero las pruebas disponibles muestran que el metabolismo aeróbico se mantiene a niveles de SaO_2 y PaO_2 que están muy por debajo de los umbrales para la oxigenoterapia; esto significa que este tratamiento *suele utilizarse cuando el metabolismo aeróbico* no *está deteriorado* y, por tanto, *no se basa en las necesidades de O_2 de los tejidos*.

RESPUESTA A LA TERAPIA CON O_2

Esta última sección describe una característica peculiar de la respuesta fisiológica al oxígeno que tiene importantes implicaciones.

El oxígeno como vasoconstrictor

El O_2 actúa como vasoconstrictor en todos los órganos principales, excepto en los pulmones, donde actúa como vasodilatador; dicho efecto se expone en la figura 5.4, que muestra la densidad de capilares abiertos en una preparación *in situ* de músculo esquelético a medida que se aumenta la PO_2 circundante de 5 a 150 mm Hg (15). Observe que la densidad capilar disminuye de forma constante a medida que aumenta la PO_2, y no hay capilares abiertos visibles a una PO_2 de 150 mm Hg. Tal obliteración progresiva de los capilares se observó en otros estudios (16) y es el resultado de la vasoconstricción en las arteriolas pequeñas. El principal mecanismo es la pérdida de las acciones vasodilatadoras del óxido nítrico (17), que se atribuye a la oxidación de este gas por el radical superóxido, una "especie reactiva del oxígeno" (el capítulo 8 presenta más información sobre esta reacción). Hay pruebas de que la vitamina C (un antioxidante hidrosoluble) elimina la respuesta vasoconstrictora al oxígeno (18,19).

Circulación coronaria

La vasoconstricción inducida por el oxígeno puede producir disminuciones significativas del flujo sanguíneo coronario en pacientes con enfermedad arterial coronaria (20). En presencia de lesiones estenóticas en las arterias coronarias, esta respuesta vasoconstrictora puede provocar desoxigenación miocárdica postestenótica (21), lo que indica que *el tratamiento con O_2 es una fuente potencial de daños*

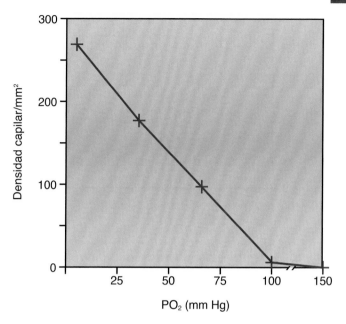

FIGURA 5.4 Densidad capilar en una preparación de músculo esquelético *in situ* al aumentar la PO_2 circundante de 5 a 150 mm Hg. Los puntos señalados representan valores medios. Datos de la referencia 15.

en los síndromes coronarios agudos (ACS, *acute coronary syndromes*). En reconocimiento de este riesgo, se ha cuestionado el uso rutinario del O_2 inhalado en los ACS. Varios estudios demuestran que el tratamiento con O_2 no es beneficioso en personas con ACS que no están hipoxémicas (22). Con base en estos estudios, las directrices más recientes sobre el infarto de miocardio con elevación del ST (STEMI, *ST-elevation myocardial infarction*) incluyen la recomendación de restringir el tratamiento con oxígeno a los individuos con hipoxemia (23). Esta recomendación, sin embargo, debería incluir a todos los pacientes con enfermedad arterial coronaria.

Transporte de oxígeno

La vasoconstricción sistémica inducida por el oxígeno aumenta la poscarga del ventrículo izquierdo, y esto puede provocar disminución del gasto cardiaco (24). Cuando esto ocurre, la capacidad del O_2 inhalado para aumentar el suministro sistémico se ve reducida. Esto se explica por la siguiente ecuación para el suministro de O_2 (DO_2):

$$DO_2 = CO \times CaO_2 \tag{5.3}$$

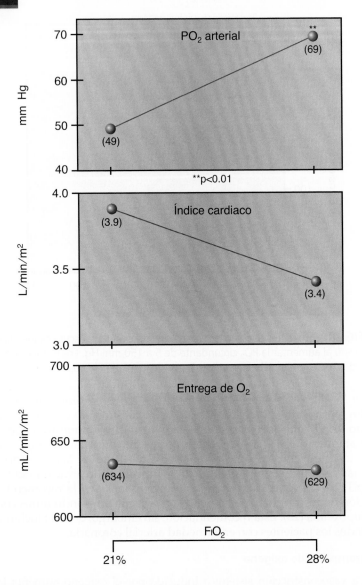

FIGURA 5.5 Los efectos del O_2 inhalado en la PO_2 arterial, el gasto cardiaco (indexado al tamaño corporal) y la administración de O_2 sistémico en pacientes con exacerbación aguda de la enfermedad pulmonar obstructiva crónica. Observe que el aumento de la PO_2 arterial no se acompaña de mayor suministro de O_2 debido a la disminución concurrente del gasto cardiaco. Datos de la referencia 24.

En esta ecuación, CO es el gasto cardiaco y CaO_2 es el contenido arterial de O_2 (ecuación 5.1); esta ecuación predice que un aumento de CaO_2 (procedente del O_2 inhalado) aumentará el suministro de O_2 sistémico, pero una disminución simultánea del gasto cardiaco mitigará o eliminará este efecto, lo que se demuestra en la figura 5.5, que presenta la respuesta al O_2 inhalado en 20 pacientes con exacerbación aguda de la EPOC (24). Observe que el aumento de la PaO_2 se acompaña de una disminución proporcional del gasto cardiaco, y que el aporte sistémico de O_2 permanece inalterado. Ese tipo de respuesta explicaría por qué el O_2 inhalado tiene poca o ninguna influencia en el consumo de oxígeno de todo el cuerpo (25). También demuestra por qué *la vigilancia de la PaO_2 o la SaO_2 por sí sola es inadecuada para juzgar la respuesta al O_2 inhalado.*

Implicaciones

Existe un entorno de O_2 escaso en los tejidos (véase el capítulo 3), lo que (desde un punto de vista teleológico) sería una ventaja de diseño que limita el riesgo de lesión tisular oxidativa. La respuesta vasoconstrictora a la oxigenoterapia sirve como mecanismo protector que ayuda a mantener esta ventaja. La existencia de dicha respuesta es, por tanto, un testimonio de la importancia de mantener un entorno de O_2 escaso en los tejidos (y la protección del daño oxidativo). Dicho en términos más coloquiales:

> "Los tejidos no tienen mucho oxígeno
> y quieren continuar así".

La adhesión a este concepto desalentaría los esfuerzos por aumentar el suministro de O_2 sistémico cuando la oxigenación tisular es adecuada; esto último es una ocurrencia común con la oxigenoterapia.

RESUMEN

El umbral tradicional para la terapia con O_2 ($SaO_2 < 90\%$) se propuso por primera vez hace unos 37 años y fue rechazado, no por los datos experimentales, sino más bien por la suposición de que la hipoxia tisular se desarrolla cuando la SaO_2 es inferior al umbral. Desde entonces, los estudios de hipoxemia grave muestran que el metabolismo aeróbico se mantiene a niveles de SaO_2 muy inferiores al umbral de la oxigenoterapia. Esto significa que el tratamiento con O_2 se inicia cuando no es necesario; es decir, es un manejo que *no se basa en las necesidades de O_2 de los tejidos.*

La respuesta vasoconstrictora al O_2 puede considerarse como un mecanismo de protección de los tejidos frente a la exposición al exceso de O_2. La existencia de dicha respuesta apoya la noción (propuesta en el capítulo 3) de que el entorno de bajo O_2 en los tejidos es una ventaja de diseño que limita el riesgo de lesión tisular oxidativa.

REFERENCIAS

1. Fulmer JD, Snider GL. ACCP-NHLBI National Conference on Oxygen Therapy. Chest 1984; 86:234-247.
2. Siemieniuk RAC, Chu DK, Kim LH-Y, et al. Oxygen therapy for acutely ill medical patients: a clinical practice guideline. BMJ 2018; 363:k4169.
3. Mower WR, Myers G, Nicklin EL, et. al. Pulse oximetry as a fifth vital sign in emergency geriatric assessment. Acad Emerg Med 1998; 5:858-869.
4. Jubran A, Tobin M. Reliability of pulse oximetry in titrating supplemental oxygen therapy in ventilator-dependent patients. Chest 1990; 97:1420-1435.
5. Cousins JL, Wark PAB, McDonald VM. Acute oxygen therapy: a review of prescribing and delivery practice. Int J COPD 2016; 11:1067-1075.
6. Helmerhorst HJF, Schultz MJ, van der Voort PHJ, et al. Self-reported attitudes versus actual practice of oxygen therapy by ICU physicians and nurses. Ann Intensive Care 2014; 4:23.
7. Morgan DJ, Dhruva SS, Coon ER, et al. 2017 update on medical overuse: a systematic review. JAMA Intern Med 2018; 178:110-115.
8. Messner R. Last taboo: Everest without oxygen. In: Free Spirit: A Climber's Life. Seattle, WA: The Mountaineers, 1998:205-212.
9. West JB, Lahiri S, Maret KH, et al. Barometric pressures at extreme altitude on Mount Everest: physiological significance. J Appl Physiol 1983; 54:1188-1194.
10. Sutton JR, Reeves JT, Wagner PD, et al. Operation Everest II: oxygen transport during exercise at extreme simulated altitude. J Appl Physiol 1988; 1309-1321.
11. Grocott MP, Nartin DS, Levett DZ, et al. Arterial blood gases and oxygen content in climbers on Mount Everest. N Engl J Med 2009; 360:140-149.
12. Eldrigge FE. Blood lactate and pyruvate in pulmonary insufficiency. N Engl J Med 1966; 274:878-883.
13. Lundt T, Koller M, Kofstad J. Severe hypoxemia without evidence of tissue hypoxia in the adult respiratory distress syndrome. Crit Care Med 1984; 12:75-76.
14. Campbell EJM. Oxygen therapy in diseases of the chest. Br J Dis Chest 1964; 58:149-157.
15. Lindbolm L, Tuma RF, Arfors K-E. Influence of oxygen on perfused capillary density and red cell velocity in rabbit skeletal muscle. Microvasc Res 1980; 19:197-208.
16. Tsai AG, Cabrales P, Winslow RM, Intaglietta M. Microvascular oxygen distribution in awake hamster window chamber model during hyperoxia. Am J Physiol Heart Circ Physiol 2003; 285:H1537-1545.

17. Landmesser U, Harrison D, Drexler H. Oxidant stress – a major cause of reduced endothelial nitric oxide availability in cardiovascular disease. Eur J Clin Pharmacol 2006; 62:13-19.
18. Mak S, Egri Z, Tanna G, et al. Vitamin C prevents hyperoxia-mediated vasoconstriction and impairment of endothelium-dependent vasodilation. Am J Physiol Heart Circ Physiol 2002; 282:H2414-2421.
19. Gao Z, Spik S, Momen A, et al. Vitamin C prevents hyperoxia-mediated coronary vasoconstriction and impairment of myocardial function in healthy subjects. Eur J Appl Physiol 2012; 112:483-492.
20. Farquhar H, Weatherall M, Wijesinghe M, et al. Systematic review of studies of the effects of hyperoxia on coronary blood flow. Am Heart J 2009; 158:371-377.
21. Guensch DP, Fischer K, Yamaji K, et al. Effect of hyperoxia on myocardial oxygenation and function in patients with stable multivessel coronary artery disease. J Am Heart Assoc 2020; 9:e014739.
22. Khoshnood A. High time to omit oxygen therapy in ST elevation myocardial infarction. BMC Emerg Med 2018; 18:35.
23. Ibanez B, James S, Agewall S, et al. 2017 ESC Guidelines for the Management of Acute Myocardial Infarction in Patients Presenting With ST-segment Elevation: The Task Force for the Management of Acute Myocardial Infarction in Patients Presenting With ST-segment Elevation of the European Society of Cardiology (ESC) Eur Heart J 2018; 39:119-177.
24. DeGaute JP, Domengighetti G, Naeije R, et al. Oxygen delivery in acute exacerbation of chronic obstructive pulmonary disease. Effects of controlled oxygen therapy. Am Rev Respir Dis 1981; 124:26-30.
25. Lejeune P, Mols P, Naeije R, et al. Acute hemodynamic effects of controlled oxygen therapy in decompensated chronic obstructive pulmonary disease. Crit Care Med 1984; 12:1032–1035.

¿Las transfusiones de eritrocitos se basan en las necesidades de los tejidos?

6

"Un hombre concienzudo sería cauto en su trato con la sangre".

Edmund Burke (1729-1797)

El lema de la Cruz Roja estadounidense, La sangre salva vidas, está grabado a fuego en la psique de los norteamericanos (su validez es incuestionable) y, sin duda, esto influye en las casi 36 000 transfusiones de eritrocitos que se realizan cada día en ese país (1). El objetivo de esas transfusiones es promover la oxigenación de los tejidos, pero el propósito real es aumentar la concentración de hemoglobina y el hematocrito (un efecto que también puede lograrse cambiando la posición del cuerpo, como se muestra en la figura 6.1). Este capítulo examina la práctica actual de la transfusión de eritrocitos, de la misma manera que se examinó la oxigenoterapia en el capítulo 5; es decir, centrándose en el "uso frente a la necesidad". Lo que se revelará (de forma similar a la terapia con O_2) es una práctica que fácilmente se calificaría como "no ciencia".

ANEMIA

Alrededor de 90% de las transfusiones de eritrocitos se realizan para aliviar la anemia en sujetos que no sangran (2). La anemia se define como la disminución de la capacidad de transporte de O_2 de la sangre, que es un reflejo de la masa total de eritrocitos circulantes. La medición de esta masa implica el uso de eritrocitos marcados con cromo, algo que rara vez se realiza en la práctica clínica. En su lugar, se utilizan la concentración de hemoglobina y el hematocrito como medidas sustitutivas de la masa de eritrocitos. La definición clínica habitual de anemia es la hemoglobina <13 g/dL en hombres adultos y <12 g/dL en mujeres adultas no embarazadas; sin embargo, estas definiciones pueden ser engañosas, como se explica a continuación.

Hemoglobina y hematocrito

El hematocrito (Hct) y la concentración de hemoglobina (Hb) tienen un gran inconveniente como medidas sustitutivas de la masa de eritrocitos: están influidos por el volumen plasmático. Esta influencia se explica en la figura 6.1, que muestra los cambios posturales del Hct y del volumen plasmático en un grupo de adultos

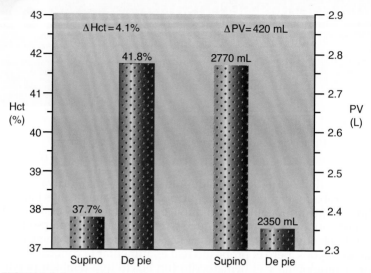

FIGURA 6.1 Cambios en el hematocrito (Hct) y el volumen plasmático (PV) causados por variación de la postura en un grupo de adultos sanos. Los números sobre las columnas son valores medios para cada medición. De la referencia 3.

sanos (3). Note la menor Hct y el mayor volumen plasmático en la posición supina. Estas variaciones se explican por los cambios en las presiones vasculares dependientes de la postura. Es decir, al pasar de la posición de pie a la de decúbito supino, disminuye la presión hidrostática capilar en las piernas (pérdida del efecto gravitatorio), y eso favorece el movimiento del líquido intersticial hacia el torrente sanguíneo. El aumento resultante del volumen plasmático produce, entonces, disminución del Hct por dilución, aunque la masa de eritrocitos no cambie. El cambio en el Hct de la figura 6.1 (4.1%) equivale a casi una unidad de eritrocitos, por lo que la reducción del Hct en posición supina podría confundirse con la pérdida de aproximadamente una unidad de sangre.

El efecto de dilución por el aumento del volumen plasmático exagera la presencia y la magnitud de la anemia, lo que puede conducir a transfusiones inadecuadas de eritrocitos. Entre las condiciones asociadas con el aumento del volumen extracelular (plasmático) se encuentran las insuficiencias cardiaca o renal, la infusión agresiva de líquidos no sanguíneos y la estancia prolongada en las unidades de cuidados intensivos (ICU). Esta última condición merece destacarse, porque los pacientes de las ICU reciben la mayoría de las transfusiones de eritrocitos, mientras que los estudios clínicos demuestran que el Hct y la Hb son poco fiables como medidas de la anemia en ese grupo de personas (4,5).

Activación de la transfusión

A pesar de la influencia confusa del volumen plasmático, la Hb y el Hct son las medidas aceptadas para guiar las transfusiones de eritrocitos. En un tiempo, las transfusiones de eritrocitos se recomendaban ante Hb <10 g/dL o Hct <30% (6). Esta "regla 10-30" se convirtió en el desencadenante de la transfusión aceptado durante los siguientes 60 años, hasta que los estudios destinados a aliviar la carga transfusional descubrieron que la reducción del umbral de transfusión a una Hb de 7 g/dL (Hct = 21%) no tenía consecuencias adversas, ni siquiera en los pacientes en estado crítico y con enfermedades cardiovasculares (7,8). Como resultado de estos ensayos, el factor motivante de la transfusión recomendado se redujo a Hb <7 g/dL o Hct <21% para la mayoría de los casos (9,10). Se recomienda un desencadenante de transfusión un poco superior (Hb < 8 g/dL o Hct < 24%) para los pacientes con enfermedad cardiovascular o sometidos a cirugía cardiaca (9,10), aunque hay pocos datos que apoyen esta recomendación.

Pensamiento de grupo

En general, los clínicos se muestran reticentes a adoptar las recomendaciones de un umbral transfusional más bajo, a pesar de la seguridad demostrada de los niveles de Hb inferiores a 7 g/dL. En una encuesta sobre las prácticas de transfusión en 59 ICU de Estados Unidos (11), el 73% de las transfusiones de eritrocitos se realizaron cuando la Hb basal era superior a 7 g/dL. Además, las iniciativas educativas no mejoraron estas prácticas en muchos centros médicos. Esta reticencia al cambio es una forma de "pensamiento de grupo", es decir, una condición en la que los individuos toman decisiones erróneas en deferencia a las tradiciones de un grupo mayor. Existen diversos ejemplos de pensamiento de grupo en la práctica clínica, y uno de ellos (el de los procedimientos relacionados con el oxígeno) fue lo que impulsó escribir este libro.

Tolerancia a la anemia grave

Es importante destacar que el umbral de transfusión recomendado (es decir, Hb = 7 g/dL o Hct = 21%) no es el umbral para el inicio del metabolismo anaeróbico, sino que representa la Hb y el Hct más bajos que se han estudiado en ensayos clínicos. El punto donde la anemia compromete el metabolismo aeróbico se ha analizado en animales, y los resultados de uno de estos estudios se muestran en la figura 6.2 (12). El gráfico de esta figura muestra los efectos de la anemia isovolémica progresiva (en la que se extrae la sangre y se sustituye por fluidos no sanguíneos) sobre tres medidas de la oxigenación sistémica: la tasa de suministro de O_2 en la sangre arterial (DO_2), el porcentaje de desaturación de Hb en la sangre capilar (extracción de O_2) y el consumo de oxígeno de todo el cuerpo (VO_2). La influencia de la anemia progresiva en estas variables se explica mediante la siguiente ecuación:

$$VO_2 = DO_2 \text{ x extracción de } O_2 \qquad (6.1)$$

(Las relaciones de esta ecuación se describen en el capítulo 2 y se ilustran en la figura 2.2). Como se muestra en la figura 6.2, la disminución progresiva del Hct se acompaña de la reducción constante de DO_2. Sin embargo, también se produce el aumento constante de la extracción de O_2, y los cambios recíprocos en DO_2 y la extracción de O_2 ayudan a mantener el VO_2 constante. Cuando el Hct cae por debajo de 10%, el aumento de la extracción de O_2 ya no es capaz de igualar la disminución de DO_2, y el VO_2 comienza a caer (lo que indica el inicio del metabolismo aeróbico). De modo que los resultados del estudio de la figura 6.2 indican que la anemia no comprometerá el metabolismo aeróbico hasta que el Hct caiga por debajo de 10% (lo que equivale a una Hb <3.5 g/dL).

Otros estudios de anemia isovolémica progresiva en animales han reportado resultados similares a los de la figura 6.2 (13,14), entre ellos un ensayo con animales que estaban despiertos y respiraban aire ambiente (13). Los estudios de anemia isovolémica en adultos sanos muestran que el metabolismo aeróbico no se ve comprometido con Hb de 5 g/dL (correspondiente a Hct de 15%) (15), pero no se han analizado grados más altos de anemia en humanos.

Testigos de Jehová

La capacidad de los humanos para tolerar la anemia grave puede deducirse de estudios con pacientes que profesan ser Testigos de Jehová (TJ), quienes rechazan las transfusiones de sangre por motivos religiosos (esa convicción se basa en una declaración de la Biblia [Levítico 17:12], en la que Dios instruye a Moisés que *"ninguno de vosotros puede comer sangre, ni un extranjero que viva entre vosotros puede comer sangre"*). En un amplio estudio con 322 miembros de ese credo que se sometieron a cirugía cardiaca (operaciones donde por lo general un 50% de los pacientes suelen recibir transfusiones de eritrocitos), ellos tuvieron menos complicaciones postoperatorias (incluidos infartos de miocardio), estancia más corta en el hospital y menor tasa de mortalidad, en comparación con quienes recibieron transfusiones eritrocitarias (16). Aunque no se informaron los niveles de Hct y Hb, este estudio mostró que las personas consiguen tolerar grados de anemia más graves de lo que suele creerse. (*Nota*: el efecto adverso de las transfusiones de eritrocitos en los resultados de este estudio se explica por las numerosas complicaciones derivadas de dichas transfusiones, lo que está fuera del alcance de este capítulo).

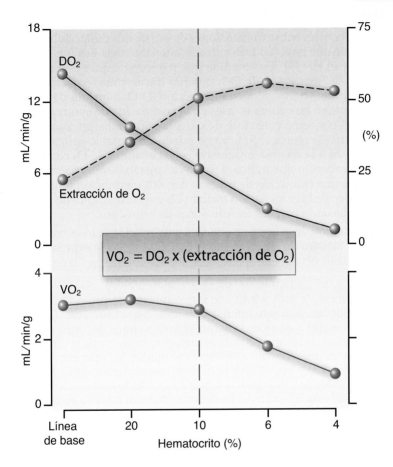

FIGURA 6.2 Influencia de la anemia isovolémica progresiva en el suministro (DO_2), la extracción y el consumo de O_2 (VO_2) en primates. La línea roja punteada indica el umbral de Hct para el inicio del metabolismo anaeróbico. Datos de la referencia 12.

Resumen

La información presentada muestra que el metabolismo aeróbico no se ve comprometido hasta que la Hb y el Hct caen a niveles por debajo de los que motivan las transfusiones eritrocitarias; esto significa que dichas transfusiones **no** se basan en las necesidades de O_2 de los tejidos, sino en los niveles de Hb y Hct. La capacidad de tolerar la anemia grave explica por qué el "choque anémico" no es una entidad clínica.

Un mejor factor desencadenante de transfusiones

Las directrices sobre transfusiones de eritrocitos destacan la necesidad de que haya un factor desencadenante más fisiológico que la Hb y el Hct (9). Una medida que parece satisfacer esta necesidad es la "extracción de O_2", descrita líneas atrás (ecuación 6.1). La figura 6.2 muestra que la extracción de O_2 aumenta de forma constante en las primeras fases de la anemia, lo que ayuda a mantener el consumo constante de oxígeno. Sin embargo, cuando la extracción se acerca al 50%, ya no puede aumentar lo suficiente en respuesta a la anemia progresiva, y el consumo de O_2 comienza a descender (lo que indica el inicio del metabolismo anaeróbico). Así que una extracción de oxígeno del 50% identifica el umbral de deterioro de la oxigenación tisular (12) y sería un punto de activación adecuado para las transfusiones de eritrocitos.

La extracción de oxígeno se obtiene como relación entre el consumo y el suministro de ese elemento (VO_2/DO_2, que suele expresarse en porcentaje), pero puede aproximarse mediante esta sencilla ecuación:

$$\text{Extracción de } O_2 = SaO_2 - SvO_2 \qquad (6.2)$$

en esta fórmula, SaO_2 y SvO_2 son los porcentajes de saturación de oxihemoglobina en sangre arterial y venosa, respectivamente. (Para la extracción de O_2 de todo el cuerpo, el SvO_2 se mide de forma óptima en la sangre de las arterias pulmonares; pero la sangre de la vena cava superior es una alternativa viable). Si se utilizan los valores normales de SaO_2 (98%) y SvO_2 (75%), se obtiene una extracción de O_2 normal de alrededor de 25% (véase la figura 2.2). Cuando la extracción de O_2 aumenta hasta 50%, el SvO_2 ha disminuido hasta un 50%; así que (suponiendo que el SaO_2 esté cerca del 100%), podría utilizarse un SvO_2 de 50% como desencadenante de la transfusión (17).

Parece claro que la extracción de O_2 y el SvO_2 son desencadenantes de transfusión más fisiológicos que la Hb o el Hct, y sin embargo ha habido poco interés en adoptar estas medidas. Una posible razón de esta reticencia es la necesidad de un catéter venoso central para tomar muestras de sangre de la vena cava superior. Otra razón más probable es la obediencia adamantina a la tradición.

RESPUESTA A LAS TRANSFUSIONES DE ERITROCITOS

En la sección previa se demostró que la mayoría de las transfusiones de eritrocitos se hacen cuando la oxigenación de los tejidos no está comprometida, por lo que no es descabellado suponer que la mayoría de tales transfusiones no aumentarán más la oxigenación de los tejidos (lo que promovería el hipermetabolismo). Sin embargo, hay algo más en la historia de las transfusiones de eritrocitos (véase a continuación).

Tabla 6.1 Relación entre el hematocrito y la viscosidad de la sangre		
Hematócrito (%)	Viscosidad relativa (agua = 1)	Viscosidad absoluta (centipoise)
0	1.4	—
10	1.8	1.2
20	2.1	1.5
30	2.8	1.8
40	3.7	2.3
50	4.8	2.9
60	5.8	3.8

De la referencia 20.

Viscosidad de la sangre

La sangre tiene una cualidad que se opone al movimiento; esa característica es la viscosidad, que se define como la resistencia de un fluido a un cambio en la velocidad de flujo (18,19). La viscosidad de la sangre es el resultado de la reticulación de los eritrocitos por el fibrinógeno (evidente en la formación de Rouleaux); por tanto, la concentración de eritrocitos (el hematocrito, o Hct) es el principal determinante de la viscosidad. La influencia del Hct en la viscosidad sanguínea se muestra en la tabla 6.1 (20). Cabe considerar que la viscosidad de la sangre puede expresarse en términos absolutos o relativos (en relación con el agua). La viscosidad del plasma (Hct = 0) es sólo un poco superior a la del agua, mientras que la de la sangre total con Hct normal de 45% es unas tres veces mayor que la del plasma y casi cuatro veces mayor que la del agua. Los eritrocitos se almacenan en concentrados (glóbulos rojos empaquetados) que tienen Hct de alrededor de 60% y son en extremo "pegajosos". La influencia del Hct en la viscosidad de la sangre es el factor más importante que determina el efecto hemodinámico de las transfusiones de eritrocitos.

Fluidos no newtonianos

La viscosidad de algunos líquidos varía de forma inversa a su velocidad de flujo (18); estos fluidos se denominan fluidos *no newtonianos*, y la sangre es uno de ellos. (Otro ejemplo es la cátsup, que es espeso y lento cuando se empieza a verter; pero una vez que comienza a fluir, se adelgaza y escurre con mayor facilidad). El comportamiento no newtoniano de la sangre proporciona una defensa contra las lesiones vasculares; es decir, el flujo sanguíneo en la zona de un vaso perforado disminuye (p. ej., debido a la compresión externa debida a la formación de un hematoma), y esto aumenta la viscosidad de la sangre, provocando una nueva reducción del flujo, y así de forma sucesiva. Este proceso ayuda a limitar la pérdida hemática en el vaso perforado, mientras que la sangre espesada ayuda a sellar el vaso. Sin embargo, este comportamiento también amplía la influencia negativa de la viscosidad de la sangre en el flujo sanguíneo periférico (véase a continuación).

Resistencia al flujo

La influencia de la viscosidad en el flujo sanguíneo periférico se describe mediante la ecuación de Hagen-Poiseuille (mostrada a continuación), que identifica los determinantes del flujo a través de tubos pequeños [21].

$$Q = \Delta P \times (\pi r^4 / 8 \mu L) \tag{6.3}$$

Según esta ecuación, el flujo (Q) a través de un tubo pequeño está directamente relacionado con el gradiente de presión a lo largo de dicha vía (ΔP) y la cuarta potencia del radio (r) del tubo, y está inversamente relacionado con la longitud (L) del ducto y la viscosidad (μ) del fluido.

El último término de la ecuación es el recíproco de la resistencia (1/R), por lo que la oposición al flujo puede describirse de la siguiente manera:

$$R = 8 \mu L / \pi r^4 \tag{6.4}$$

La resistencia al flujo está, por tanto, directamente relacionada con la viscosidad de la sangre, y ese efecto se magnifica por un factor de ocho.

Gasto cardiaco

La figura 6.3 muestra la influencia del crecimiento progresivo de la concentración de Hb en la resistencia vascular sistémica y el gasto cardiaco en adultos sanos [15]. En este caso, un aumento doble de la Hb (de 6 a 12 g/dL) se acompaña de elevación proporcional de la resistencia vascular sistémica y la reducción similar (casi de 50%) del gasto cardiaco. Esta disminución del gasto cardiaco limita la capacidad de las transfusiones de eritrocitos para mejorar el aporte sistémico de O_2 (DO_2), como muestra la siguiente ecuación:

$$DO_2 = CO \times (1.34 \times [Hb] \times SaO_2) \tag{6.5}$$

donde CO es el gasto cardiaco. Las variables entre paréntesis son los determinantes del contenido arterial de O_2: 1.34 es la capacidad de transporte de O_2 de la Hb, [Hb] es la concentración de hemoglobina y SaO_2 es la saturación fraccional de oxihemoglobina en la sangre arterial. Así, cuando las transfusiones de eritrocitos aumentan la concentración de Hb, la disminución concomitante del gasto cardiaco limita o anula el efecto sobre el suministro de oxígeno.

Contramedidas de protección

Al reducir el flujo sanguíneo, el efecto de viscosidad de las transfusiones de glóbulos rojos puede considerarse una contramedida que ayuda a proteger los tejidos de la exposición excesiva al oxígeno y del riesgo asociado de lesión celular oxidativa. Otra contramedida con intención similar es la respuesta vasoconstrictora al O_2 inhalado, que se describe en el capítulo 5.

Oxigenación de los tejidos

La influencia de las transfusiones de eritrocitos en la oxigenación tisular se demuestra en la figura 6.4, utilizando el consumo sistémico de O_2 para evaluar la adecuación de la oxigenación tisular. Los datos de este gráfico proceden de un grupo de pacientes postoperatorios con anemia normovolémica grave (Hb <7 g/dL) a quienes

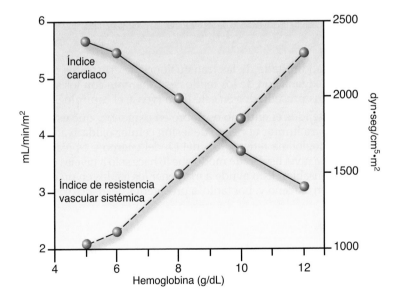

FIGURA 6.3 Efecto del aumento progresivo de la concentración de hemoglobina sobre el gasto cardiaco ajustado al tamaño y la resistencia vascular sistémica en adultos sanos. Datos de la referencia 15.

se transfirió para elevar la Hb por encima de 7 g/dL. Como se indica, las transfusiones de eritrocitos aumentaron el nivel (medio) de Hb, de 6.1 a 8 g/dL (crecimiento de 32%). Sin embargo, el consumo de oxígeno permaneció inalterado, lo que indica que esas transfusiones no mejoraron la oxigenación de los tejidos en estos individuos. Observe que el consumo de O_2 antes de la transfusión estaba dentro del rango normal (representado por la barra vertical de la derecha), lo que indica que la oxigenación tisular no se vio comprometida cuando se transfirieron los eritrocitos. En esta situación, no se espera que las transfusiones de glóbulos rojos aumenten aún más los niveles de O_2 tisular.

La respuesta de la figura 6.4 se ha comunicado en varios otros estudios (consulte la revisión citada en la referencia 22), lo que indica que *cuando el metabolismo aeróbico no está comprometido, las transfusiones de eritrocitos no mejoran la oxigenación tisular*. Dado que la mayoría de las transfusiones de glóbulos rojos se administran cuando el metabolismo aeróbico no está comprometido (como se explicó en la primera sección del capítulo), es posible concluir que esas transfusiones eritrocitarias no mejoran la oxigenación tisular. Esto encuentra respaldo en la siguiente afirmación de una guía de práctica clínica sobre las transfusiones eritrocitarias en pacientes críticos (23):

> "La transfusión de eritrocitos no debe considerarse un método absoluto para mejorar la oxigenación de los tejidos en los pacientes críticos".

Implicaciones

La capacidad limitada de las transfusiones de eritrocitos para influir en la oxigenación de los tejidos es coherente con los siguientes conceptos presentados en este libro (véase el capítulo 3):

1. En los tejidos el entorno es pobre en oxígeno y que está diseñado para limitar el riesgo de lesión celular oxidativa.
2. La hemoglobina retiene 98% del O_2 del cuerpo y es reacia a liberarlo a nivel tisular, de modo que lo hace solo a niveles que son indispensables. Esto ayuda a mantener los tejidos en un entorno pobre en oxígeno y, por tanto, a protegerlos del daño oxidativo.

RESUMEN

En este capítulo se identificaron los siguientes fallos importantes en el uso actual de las transfusiones de eritrocitos para corregir la anemia:

1. La hemoglobina y el hematocrito son inadecuados como medidas de la anemia (y como motivantes de la transfusión), porque están influidos por el volumen de plasma, que suele ser anormal en el tipo de pacientes que reciben transfusiones de glóbulos rojos.

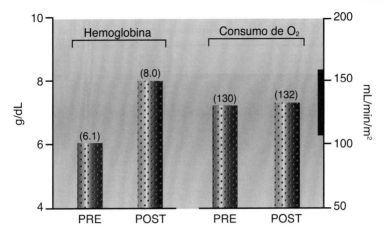

FIGURA 6.4 Influencia de las transfusiones de eritrocitos en la concentración de hemoglobina (Hb) y el consumo sistémico de O_2 en 11 pacientes postoperatorios con anemia normovolémica grave (Hb <7 g/dL). El rango normal de consumo de O_2 se indica con la barra vertical de la derecha. Los números entre paréntesis representan los valores medios. Datos procedentes de observaciones personales.

2. La "extracción de O_2" es superior a la Hb o el Hct como desencadenante de la transfusión, porque permite detectar cuándo la oxigenación de los tejidos está amenazada o deteriorada; sin embargo, es de uso poco frecuente.

3. El metabolismo aeróbico no se ve comprometido hasta que la Hb cae por debajo de 3 g/dL. Sin embargo, la transfusión de eritrocitos suele realizarse cuando la Hb cae por debajo de 7 u 8 g/dL. Esto significa que las transfusiones de eritrocitos suelen realizarse cuando el metabolismo aeróbico no está comprometido.

4. El efecto de viscosidad de las transfusiones de glóbulos rojos reduce el gasto cardiaco y eso limita la influencia de dichos procedimientos en el suministro sistémico de O_2. Lo anterior significa que el aumento de la hemoglobina o del hematocrito relacionado con la transfusión no asegura el aumento del suministro de oxígeno.

5. Cuando el metabolismo aeróbico no está comprometido, las transfusiones de eritrocitos no mejoran la oxigenación de los tejidos. La reticencia de la hemoglobina (Hb) a liberar O_2 en los tejidos, a menos que sea necesario, es un mecanismo de protección que limita el riesgo de lesión tisular oxidativa.

Considerados de forma individual o en conjunto, estos defectos proporcionan pruebas convincentes de que las transfusiones de eritrocitos **no** se basan en las necesidades de O_2 de los tejidos. De hecho, no tienen base alguna en conceptos con mérito científico.

REFERENCIAS

1. From the American Red Cross website (americanredcross.org), accessed on 2/15/2021.
2. Corwin HL, Gettinger A, Pearl R, et al. The CRIT study: anemia and blood transfusion in the critically ill – Current clinical practice in the United States. Crit Care Med 2004; 32:39-52.
3. Jacob G, Raj SR, Ketch T, et al. Postural pseudoanemia: posture-dependent change in hematocrit. Mayo Clin Proc 2005; 80:611-614.
4. Jones JG, Holland BM, Wardrop CAJ. Total circulating red cells versus hematocrit as a primary descriptor of oxygen transport by the blood. Br J Hematol 1990;76:228-232.
5. Cordts PR, LaMorte WW, Fisher JB, et al. Poor predictive value of hematocrit and hemodynamic parameters for erythrocyte deficits after extensive elective vascular operations. Surg Gynecol Obstet 1992;175:243-248.
6. Adam RC, Lundy JS. Anesthesia in cases of poor risk: Some suggestions for decreasing the risk. Surg Gynecol Obstet 1942: 74:1011-1101.
7. Hebert PC, Wells G, Blajchman MA, et al. A multicenter, randomized, controlled clinical trial of transfusion requirements in critical care. N Engl J Med 1999; 340:409-417.
8. Hebert PC, Yetisir E, Martin C, et al. Is a low transfusion threshold safe in critically ill patients with cardiovascular disease? Crit Care Med 2001; 29:227-234.
9. Carson JL, Guyatt G, Heddle NM, et al. Clinical practice guidelines from the AABB: Red blood cell transfusion threshold and storage. JAMA 2016; 316: 2025-2035.
10. Mueller M, van Remoortel H, Meybohm P, et al. Patient blood management: Recommendations from the 2018 Frankfurt Consensus Conference. JAMA 2019; 321:983-997.
11. Seitz KP, Sevransky JE, Martin GS, et al. Evaluation of RBC transfusion practice in adult ICUs and the effect of restrictive transfusion protocols on routine care. Crit Care Med 2017; 45:271-281.
12. Wilkerson DK, Rosen AL, Gould SA, et al. Oxygen extraction ratio: a valid indicator of myocardial metabolism in anemia. J Surg Res 1987;42:629-634.
13. Nielses VG, Baird MS, Brix AE, Matalon S. Extreme progressive isovolemic hemodilution with 5% albumin, PentaLyte, or Hextend does not cause hepatic ischemic or histologic injury in rabbits. Anesthesiol 1999; 90:1428-1440.

14. Wilkerson DK, Rosen AL, Sehgal LR, et al. Limits of cardiac compensation in anemic baboons. Surgery 1988; 103:665-670.

15. Weiskopf RB, Viele M, Feiner J, et al. Human cardiovascular and metabolic response to acute, severe, isovolemic anemia. JAMA 1998; 279:217-221.

16. Pattakos G, Koch CG, Brizzio ME, et al. Outcome of patients who refuse transfusion after cardiac surgery. Arch Intern Med 2012; 172:1154-1160.

17. Vallet B, Robin E, Lebuffe G. Venous oxygen saturation as a transfusion trigger. Crit Care 2010; 14:213.

18. Baskurt OK, Meiselman HJ. Blood rheology and hemodynamics. Semin Thromb Hemost 2003; 29:435-450.

19. Vogel S. Life in Moving Fluids. Princeton: Princeton University Press, 1981: 11-24.

20. Documenta Geigy Scientific Tables. 7th ed. Basel: Documenta Geigy, 1966:557-558.

21. Chien S, Usami S, Skalak R. Blood flow in small tubes. In Renkin EM, Michel CC (eds). Handbook of Physiology. Section 2: The cardiovascular system. Volume IV. The microcirculation. Bethesda: American Physiological Society,1984:217-249.

22. Nielsen ND, Martin-Loeches I, Wentowski C. The effects of red blood cell transfusions on tissue oxygenation and the microcirculation in the intensive care unit: A systematic review. Transf Med Rev 2017; 31:205-222.

23. Napolitano LM, Kurek S, Luchette FA, et al. Clinical practice guideline: Red blood cell transfusion in adult trauma and critical care. Crit Care Med 2009; 37:3124-3157.

within the intestine during hemorrhagic shock...

15. Waxman KR, Vlahos-Mahar T, et al. Human autotransfusion and metabolic response to stress, new data to unload. JPEN 1982; 29:271-231.

16. Pancholu U, Sosh GG, Brystal ME, et al. Outcome of patients with serious transfusion after cardiac surgery. Arch Intern Med 2012; 172(14):1154.

17. Vallet B, Robin E, Lebuffe G. Venous oxygen saturation as a transfusion trigger. Crit Care 2010; 14:213.

18. Rael et al. CP, Angelone LB. Blood rheology and hemodynamics. Sem in Thromb Hemost 2003; 29:435-450.

19. Vogel S. Life in Moving Fluids. Princeton: Princeton University Press, 1981; 11-24.

20. Documents Geigy Scientific Tables. 7th ed. Basel: Documenta Geigy, 1968:555-558.

21. Chien S, Dormandy J, Ernst E, et al. Blood flow in small vessels. In Renkin EM, Michel CC (eds): Handbook of Physiology. Section 2: The cardiovascular system. Volume IV: The microcirculation. Bethesda: American Physiological Society 1984:217-248.

22. Nelson DP, Martin-Encher L, Winblowd C. The effect of red blood cell transfusions on tissue oxygenation and the microcirculation in the intensive care unit. A systematic review. Transl Med Rev 2012; 39:200-223.

23. Napolitano LM, Kurek S, Luchette FA, et al. Clinical practice guideline: Red blood cell transfusion in adult trauma and critical care. Crit Care Med 2009; 37:3124-3157.

¿Qué tan destructivo es el oxígeno?

¿Qué es la oxidación?

"Traje fuego en medio de ti, y te consumió, y te redujo a cenizas".

Ezequiel 28:17

¿Se ha preguntado alguna vez por qué los alimentos se almacenan en recipientes sellados al vacío, o por qué se emplean envoltorios de celofán y envases de plástico bien cerrados para mantener los comestibles "frescos"? El principio rector de todas estas medidas es evitar la exposición al aire, en concreto, al oxígeno del aire, pues este elemento favorece la descomposición de la materia orgánica. El oxígeno tiene la capacidad única de interrumpir los enlaces de carbono que mantienen unidas las moléculas orgánicas, lo cual da lugar a la ruptura o degradación de las moléculas. Esta descomposición libera energía, y si la molécula es un sustrato de alta energía (un combustible orgánico), la energía liberada quizá sea suficiente para alimentar máquinas u organismos vivos. La doble acción del oxígeno, de destruir la materia orgánica y liberar energía vital, lo convierte en una fuente de vida y de muerte. Las acciones destructivas de este elemento son el resultado de un proceso químico conocido como *oxidación*; una reacción que proporciona la base del papel del oxígeno en el mundo aeróbico.

QUÍMICA DE LA OXIDACIÓN

Al extraordinario químico francés Antoine Lavoisier se le atribuye el descubrimiento de un gas que denominó "oxígeno" (aunque no fue el primero en aislarlo). También introdujo el término "oxidación" para describir la reacción química en la que se añade oxígeno a otro reactivo para producir un óxido. El efecto contrario, la eliminación del oxígeno, que reduce un óxido a su estado original, se denominó reacción de "reducción". La química de las reacciones de oxidación se basa en la configuración electrónica de la molécula de oxígeno, que se describe a continuación.

Molécula de oxígeno

En su estado natural o básico, el oxígeno es una molécula diatómica (O_2) con un doble enlace covalente que une los dos átomos.

87

Tiene 16 electrones (8 de cada átomo) que están dispuestos en la configuración mostrada en la figura 7.1 (1). En el átomo cuántico, los electrones ocupan dominios de energía conocidos como *orbitales* (indicados por los círculos en la figura 7.1), y cada orbital puede aceptar un par de electrones que giran en direcciones opuestas (indicados por las flechas). Estos orbitales están dispuestos en capas concéntricas de energía creciente a medida que se alejan del núcleo. Al añadirse electrones, éstos llenan primero los orbitales de las envolturas de menor energía (es decir, los más cercanos al núcleo) antes de subir al siguiente nivel. Observe que los orbitales más externos no se llenan, y la molécula de O_2 puede aceptar cuatro electrones para completar sus orbitales.

Restricción de giro

Los electrones no apareados de la molécula de O_2 son un rasgo característico de *los radicales libres*, que son *átomos o moléculas que tienen uno o más electrones no apareados, y son capaces de tener una existencia independiente* (de ahí el término "libre") (1). Los radicales libres tienden a ser muy reactivos, como consecuencia de sus orbitales atómicos no apareados. Sin embargo, la molécula de O_2 no sigue este comportamiento y es poco reactiva; esto se explica por los electrones más externos de esta molécula, que tienen el mismo espín direccional. Una de las reglas cuánticas del átomo es que dos electrones no pueden ocupar el mismo orbital si tienen el mismo espín direccional (se trata del Principio de Exclusión de Pauli, llamado así por el físico austriaco Wolfgang Pauli). De modo que el oxígeno no puede aceptar un par de electrones, porque eso daría lugar a que dos electrones con el mismo espín direccional ocuparan el mismo orbital, lo cual es una imposibilidad cuántica. Como resultado, la molécula de O_2 sólo puede aceptar un electrón en cada reacción de oxidación; esta *restricción de espín* dificulta la reactividad del elemento y tiene además una profunda influencia en el metabolismo del O_2 en las mitocondrias, lo que se describe en el capítulo 8.

Reacciones redox

Las reacciones químicas donde interviene el O_2 se caracterizan por la transferencia de electrones a la molécula de oxígeno (para llenar sus orbitales atómicos exteriores). La pérdida de electrones en la molécula donante se conoce como *oxidación* (sustituyendo la definición de Lavoisier), y va acompañada de la pérdida de iones de hidrógeno o "deshidrogenación". A la inversa, la ganancia de electrones por parte del O_2 (o de cualquier especie química que acepte electrones) se conoce como *reducción*. Como la oxidación siempre va acompañada de una reducción, la reacción global se conoce como *reacción redox*.

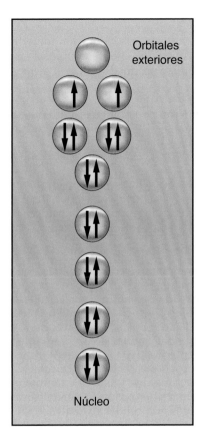

FIGURA 7.1 Diagrama de orbitales que muestra la configuración de los electrones en la molécula de oxígeno (O_2). Los círculos representan los orbitales atómicos y las flechas indican el espín direccional de los electrones que ocupan cada orbital. La configuración de los electrones más externos restringe la reactividad del oxígeno. El texto presenta la explicación. Adaptado de la Referencia 1.

La oxidación de una molécula orgánica provoca la pérdida de electrones de los enlaces de carbono que mantienen unida la molécula. Esto escinde los enlaces de carbono, y el resultado quizá sea la ruptura completa del sustrato (oxidación completa), o la alteración de un sitio específico de la molécula (oxidación parcial). Cada tipo de reacción de oxidación tiene diferentes consecuencias, como se explica a continuación.

Oxidación completa

Estas reacciones dan lugar a la disolución total del sustrato orgánico. Un ejemplo conocido es la descomposición oxidativa de la glucosa ($C_6H_{12}O_6$) que se produce durante el metabolismo aeróbico.

$$C_6H_{12}O_6 + 6\,O_2 \rightarrow 6\,CO_2 + 6\,H_2O \tag{7.1}$$

Estas reacciones son muy destructivas, pero pueden ser una fuente de energía utilizable si las condiciones son favorables (véase más adelante).

Oxidación parcial

Las reacciones de oxidación parcial alteran un sitio o segmento específico de la molécula del sustrato; esa alteración suele ser destructiva. Un ejemplo de este tipo de reacción es la oxidación de la oxihemoglobina (hemo-Fe^{2+}-O_2) para formar metahemoglobina (hemo-Fe^{3+}):

$$(\text{hemo-Fe}^2\text{-O}_2) - e^- \rightarrow (\text{hemo-Fe}^{3+}) + O_2^{\cdot} \tag{7.2}$$

El hierro de la hemoglobina se encuentra en la fracción hemo y está presente como hierro ferroso (Fe^{2+}), que se une al oxígeno. Cuando la hemoglobina se oxida, se elimina un electrón del hierro ferroso, convirtiéndolo en hierro férrico (Fe^{3+}), que no puede unirse al oxígeno. Además, el electrón que se libera reacciona con el O_2 liberado para formar el *radical superóxido* ($O_2^{\cdot}$), que puede tener varios efectos adversos (descritos en el capítulo 8). Así, esta reacción de oxidación no sólo provoca la pérdida de la capacidad de transporte de O_2 en el torrente sanguíneo, sino que también produce una citotoxina. Las reacciones de oxidación parcial son responsables de todas las formas de lesión celular oxidativa, incluyendo la pérdida de la integridad funcional de las membranas celulares, la rotura de la cadena de moléculas de DNA y RNA y la degradación de las proteínas celulares. Tales reacciones se describen en el capítulo 8.

LA OXIDACIÓN COMO FUENTE DE ENERGÍA

La energía que impulsa la vida proviene del Sol, y la forma en que esta energía se hace disponible se ilustra en la figura 7.2.

Fotosíntesis

El primer paso para proporcionar energía a este planeta lo realiza la fotosíntesis, que capta la energía radiante de la luz solar y la transforma en energía química que se almacena en moléculas de hidratos de carbono. La construcción de una molécula de hidratos de carbono (fórmula básica CH_2O) requiere una fuente de carbono, hidrógeno y oxígeno; aunque se utiliza el doble de átomos de hidrógeno que de los otros componentes. A fin de obtener el hidrógeno necesario, la fotosíntesis utiliza la energía de la luz solar para romper las moléculas de agua (H_2O). Un subproducto de esta acción es la liberación de O_2 a la atmósfera. Los átomos de carbono y oxígeno son suministrados por el CO_2 atmosférico. (Los mecanismos implicados en la fotosíntesis son complejos y están fuera del alcance de esta presentación). La reacción global de la fotosíntesis se muestra en la figura 7.2, que incluye dextrosa como carbohidrato. (La fotosíntesis produce azúcares simples o monosacáridos, y la dextrosa es el producto final más común). Observe que la fotosíntesis no sólo introduce energía en el mundo orgánico, sino que también proporciona un medio para acceder a esta energía produciendo oxígeno.

Reacciones de combustión

La energía disponible en las moléculas de hidratos de carbono (y en todas las moléculas orgánicas) está almacenada en los enlaces de carbono que mantienen unidas las moléculas, y el oxígeno (oxidación) tiene la capacidad única de romper estos enlaces y liberar la energía. La energía liberada por la oxidación se transforma de energía química en energía térmica o calor. Estas reacciones productoras de calor o *exotérmicas* se denominan *reacciones de combustión*; cuando se completan, descomponen el sustrato orgánico en CO_2 y H_2O, y esto permite que continúe el ciclo energético de la figura 7.2.

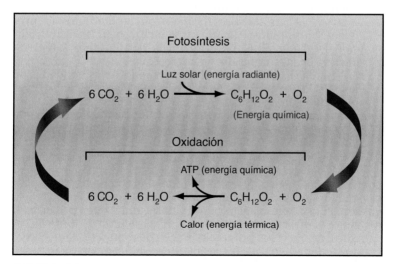

FIGURA 7.2 Ciclo energético de todos los organismos vivos. La fotosíntesis capta la energía radiante de la luz solar y la transforma en energía química, y la oxidación libera la energía química para que sea utilizada para realizar el trabajo de la vida.

El rendimiento energético de las reacciones de combustión está influido por la velocidad del proceso; es decir, las reacciones más rápidas producen oxidaciones más completas, y eso aumenta el rendimiento energético. El oxígeno es un oxidante relativamente lento (por la restricción del espín de los electrones ya mencionada), y se necesita un acelerante para optimizar el rendimiento energético. Las reacciones de combustión son sensibles al calor, y se utilizan altas temperaturas para acelerar esas reacciones en los motores mecánicos. Los principales acelerantes del metabolismo oxidativo son las enzimas oxidasa y deshidrogenasa.

Combustibles orgánicos

La fuerza de los enlaces del carbono no es uniforme (p. ej., los enlaces dobles son más fuertes que los simples), y los enlaces más fuertes liberan más energía cuando se interrumpen. Las moléculas orgánicas dotadas de enlaces de alta energía sirven como *combustibles orgánicos*. (Un combustible se define como cualquier sustancia que genera calor cuando se oxida; pero el término se utiliza aquí para denotar una sustancia que genera calor útil). A continuación se listan los principales combustibles orgánicos.
1. Los *combustibles fósiles* se derivan de la materia orgánica descompuesta que ha estado enterrada durante siglos; estos combustibles incluyen los productos del petróleo (p. ej., la gasolina y el gasóleo de calefacción), el carbón y el gas natural. En conjunto, estos combustibles representan 80% del uso de energía en Estados Unidos (2).
2. Los *combustibles nutritivos* incluyen los carbohidratos, las proteínas y los lípidos. Aunque no se incluyen en las listas tradicionales de combustibles orgánicos, son la única fuente de energía en las formas de vida aeróbicas.
3. Los *biocombustibles* son combustibles renovables derivados de la materia orgánica que no se ha descompuesto. El etanol es el biocombustible original, y el más utilizado.
4. La *madera* es un combustible de baja emisión de carbono que sólo representa alrededor de 2% del uso de energía en Estados Unidos (2).

El contenido energético de los principales combustibles orgánicos se muestra en la tabla 7.1. Observe que los lípidos tienen el tercer contenido energético más alto de todos los combustibles orgánicos; mayor que el del carbón, y sólo 2.4 kcal/g menos que el de la gasolina. Los aceites vegetales son combustibles alternativos para los motores diesel desde que Rudolph Diesel utilizó aceite de cacahuate (maní) en sus primeros diseños de motores (3), de hecho, en la actualidad, los aceites vegetales se utilizan como biodiesel. Los lípidos son también la principal forma de almacenamiento de energía en el cuerpo humano. Un adulto de tamaño medio tiene unas 165 000 kcal de energía almacenada; de las cuales el tejido adiposo aporta 141 000 (85%), las proteínas musculares 24 000 (14.5%) y el glucógeno 900 (0.5%) (4).

Tabla 7.1 Rendimiento energético de la oxidación de combustibles orgánicos

Combustible orgánico	Rendimiento energético*	
Gas natural	54 kJ/g	12.9 kcal/g
Gasolina	48 kJ/g	11.5 kcal/g
Lípidos	38 kJ/g	9.1 kcal/g
Carbón	34 kJ/g	8.1 kcal/g
Etanol	30 kJ/g	7.2 kcal/g
Carbón vegetal	23kJ/g	5.5 kcal/g
Madera	20 kJ/g	4.8 kcal/g
Proteína	17 kJ/g	4.0 kcal/g
Carbohidratos	16 kJ/g	3.7 kcal/g

*kJ, kilojulios; kcal, kilocalorías. Conversiones: kJ/g x 0.239 = kcal/g, kcal/g x 4.2 = kJ/g. Del Transportation Energy Data Book. Disponible en www.tedb.ornl.gov (consultado el 28/02/21).

Dióxido de carbono

Todas las reacciones de combustión producen CO_2, lo que puede ser problemático. La importancia de la eliminación del CO_2 en el cuerpo humano se destaca en los dos primeros capítulos de este libro, y las consecuencias de la acumulación de CO_2 en la atmósfera son una preocupación importante (para algunos) desde hace varios años. En Estados Unidos (uno de los principales contribuyentes al aumento del CO_2 atmosférico), la quema de combustibles fósiles produce 93% de las emisiones de CO_2 generadas por los humanos y 50% de ese aporte procede de los productos del petróleo (5). A este respecto, es interesante comparar las reacciones de combustión del octano (uno de los principales ingredientes de la gasolina) y del metano (el principal componente del gas natural). El octano es un hidrocarburo con una columna vertebral de ocho carbonos (C_8H_{18}), y su reacción de combustión es la siguiente:

$$2\ C_8H_{18} + 25\ O_2 \rightarrow 16\ CO_2 + 18\ H_2O \qquad (7.3)$$

El metano es el hidrocarburo más pequeño, con un solo átomo de carbono (CH_4), y su reacción de combustión es:

$$CH_4 + 2\,O_2 \rightarrow CO_2 + 2\,H_2O \qquad (7.4)$$

La combustión del gas natural genera mucho menos CO_2 que la combustión de productos petrolíferos, y el gas natural también tiene el mayor contenido energético de los combustibles orgánicos. Así, una transición al gas natural ayudará a frenar el aumento del CO_2 atmosférico; sin embargo, la verdadera solución al problema del CO_2 atmosférico es la transición para abandonar por completo los combustibles fósiles.

Metabolismo aeróbico

Antoine Lavoisier fue el primero en reconocer las similitudes entre el metabolismo aeróbico y la combustión, y afirmó: "La respiración es, pues, un proceso de combustión, en verdad muy lento, pero exactamente igual al del carbón vegetal" (6). Las comparaciones presentadas en la tabla 7.2 muestran que el metabolismo aeróbico es esencialmente la versión bioquímica de un motor de automóvil. Ambos utilizan un combustible orgánico mezclado con O_2, y aplican técnicas de aceleración para optimizar el rendimiento energético. Ambos generan calor y generan CO_2 como

Tabla 7.2	Motores de combustión interna	
	Motor de automóvil	**Metabolismo aeróbico**
Tipo de motor	Mecánica	Bioquímica
Tipo de combustible	Combustible fósil	Combustible nutritivo
Encendido	Chispa	Siempre en marcha
Acelerantes	Alta temperatura, alto O_2	Enzimas
Liberación de energía	Calor	Calor
Transductor	Pistón	ATP
Principal producto de desecho	CO_2	CO_2
Eficiencia energética	20%	35%

producto final. Por último, ambos motores tienen un mecanismo de transducción que permite que la energía térmica realice trabajo, pero ninguno de ellos lo hace muy bien, como indica la escasa eficiencia energética.

Utilización de la energía

La eficiencia energética es una medida de la fracción de energía disponible que se utiliza para realizar un trabajo. La eficiencia energética de los motores de gasolina es notoriamente pobre (media de alrededor de 20%); incluso, los sofisticados motores de los coches de Fórmula 1 son incapaces de alcanzar eficiencias energéticas superiores a 40%. La misma limitación se aplica al metabolismo aeróbico. La eficiencia energética de 35% mostrada en la tabla 7.2 se obtuvo comparando el rendimiento energético de la oxidación de la glucosa *ex vivo* con el rendimiento energético de las moléculas de ATP producidas por el metabolismo de la glucosa —esto se demuestra en los pasos siguientes.

1. El rendimiento energético de la oxidación de los combustibles orgánicos (llamado "calor de combustión") se mide en condiciones controladas en una cámara sellada llamada "calorímetro de bomba". Cuando la glucosa se oxida de esta manera, el calor de combustión es de 673 kcal por mol (7). Un mol de glucosa equivale a 180 gramos, por lo que 673 kcal/mol equivale a 3.7 kcal/gramo, que es el rendimiento energético de los hidratos de carbono de la tabla 7.1.

2. El metabolismo de la glucosa produce 32 moléculas de ATP, y el rendimiento energético de la hidrólisis del ATP es de 7.3 kcal/mol (8); por ello, el rendimiento de energía utilizable del metabolismo de la glucosa es de 7.3 x 32 = 234 kcal/mol.

3. La eficiencia energética del metabolismo de la glucosa es, entonces, 234/673 x 100 = 35%.

La ineficacia de la utilización de la energía, tanto dentro como fuera del organismo, indica que la descomposición oxidativa de la materia orgánica es excesiva para el rendimiento de la energía utilizable. Esto arroja luz sobre la naturaleza destructiva de la oxidación, que es el tema central de la siguiente sección.

DESTRUCCIÓN OXIDATIVA

La oxidación puede generar energía utilizable cuando ocurren las siguientes condiciones: hay un sustrato rico en energía que se oxida por completo, la reacción se acelera (por ejemplo, mediante enzimas) y hay un sistema de transducción para convertir la energía térmica en una forma más adecuada para realizar trabajo (p. ej., la producción de ATP). Sin embargo, la mayoría de las reacciones de oxidación no reúnen las condiciones necesarias para liberar energía utilizable, sino que sólo sirven para dañar o destruir la materia orgánica —esta sección se centra en estas reacciones.

Autoxidación

Las reacciones de oxidación que se producen de forma espontánea se conocen como autooxidaciones (abreviadas como *autoxidación*) (9). Son el resultado de la exposición al O_2 atmosférico a temperatura ambiente. Los ejemplos incluyen la degradación de productos alimenticios y aceites de cocina, la descomposición de cadáveres de animales y humanos, y la degradación del caucho y de determinados polímeros plásticos (por ejemplo, el nailon). El calor producido por estas reacciones es imperceptible y el resultado principal es la degradación gradual del material oxidado. La autoxidación es una marcha lenta pero implacable hacia la destrucción, y continúa mientras haya sustrato disponible.

Oxidación de los lípidos

Los lípidos de los productos alimenticios y los aceites vegetales son propensos a la oxidación, al igual que los lípidos de nuestras membranas celulares.

Lípidos dietéticos

La oxidación de los lípidos de alimentos se produce con mayor facilidad en los ácidos grasos poliinsaturados (PUFA, *polyunsaturated fatty acids*); estos lípidos son susceptibles a experimentar una alteración oxidativa porque tienen múltiples dobles enlaces carbono-carbono (un rasgo característico), que se rompen con más facilidad que los enlaces simples (7). (El término "insaturado" se refiere al contenido reducido de hidrógeno de las moléculas de lípidos con dobles enlaces carbono-carbono, porque estos enlaces unen menos hidrógeno que los enlaces simples. "Poliinsaturado", por su parte, indica la presencia de más de un doble enlace). Los PUFA son ácidos grasos esenciales y deben obtenerse de la dieta. Las principales fuentes son el pescado, los aceites de pescado, los frutos secos y los aceites vegetales (10). La oxidación de estos lípidos produce olor y sabor desagradables, condición conocida como *rancidez* (10,11). Los PUFA oxidados pueden ser tóxicos si se ingieren (12), pero el olor y el sabor desagradables de los alimentos rancios desalientan su ingestión; por tanto, la oxidación de los lípidos de la dieta tiene poco o ningún efecto patológico y sólo sirve como fuente de deterioro de los alimentos. Sin embargo, la oxidación de los lípidos de las membranas celulares puede ser una fuente de daño patológico, e incluso que pone en riesgo la vida, como se explica a continuación.

Lípidos de la membrana

El interior lipofílico de las membranas celulares es rico en PUFA, que son esenciales para mantener la fluidez de las membranas celulares por su bajo punto de fusión. La oxidación de los lípidos de las membranas se describe con detalle en el siguiente capítulo, y aquí sólo se resume de forma breve. La oxidación de los PUFA en las membranas celulares suele ser iniciada por especies reactivas de oxígeno o hierro libre. La oxidación continúa como reacción autorregeneradora o en cadena que se propaga a lo largo de la membrana celular (13). A medida que los PUFA se oxidan, se polimerizan y pierden fluidez, lo que hace que la membrana celular se vuelva rígida y permeable. Se pierden entonces las funciones de transporte selectivo de la membrana, lo que constituye el preludio de la muerte celular. El daño de este proceso puede ser frenado por el α-tocoferol (vitamina E), que está presente en las membranas celulares y bloquea la propagación de la reacción en cadena (el capítulo 12 presenta más información sobre la vitamina E).

Aceites de secado

Los aceites ricos en PUFA se añaden a las pinturas, tintes y lacas, porque su bajo punto de fusión favorece la fluidez (es decir, facilita la aplicación), mientras que la exposición al aire oxida los PUFA y reduce la fluidez (es decir, favorece el secado); estos aceites se denominan *aceites secantes* y el más popular es el aceite de linaza.

El problema de los aceites de secado es el riesgo de *combustión espontánea*, que llega a producirse, por ejemplo, en trapos empapados con aceite de linaza y dejados en un espacio cerrado. Esa es una causa de los incendios que se han informado, uno de los cuales destruyó un edificio de oficinas de 38 pisos en la ciudad de Filadelfia y causó la muerte de tres bomberos (14). Estos incendios se atribuyen al calor producido por la oxidación en la tela empapada de aceite, que provoca un rápido aumento de la temperatura en los pequeños espacios de la tela arrugada, lo que acaba por incendiarla (15). Aunque este fenómeno es poco común, demuestra el poder destructivo de la oxidación.

El holocausto del oxígeno

La Tierra se formó hace unos 4500 millones de años, y la atmósfera primitiva era un producto de las erupciones volcánicas, compuesta sobre todo por vapor de agua, CO_2 y gases sulfurosos. La oxigenación de la atmósfera comenzó hace unos 2500 millones de años, gracias a la proliferación de microbios fotosintéticos conocidos como cianobacterias. Los niveles de O_2 atmosférico aumentaron al inicio hasta casi la mitad del nivel actual (0.1 atm o 10%), y luego se mantuvieron estables hasta hace 500 millones de años, cuando se produjo un segundo pico de O_2 atmosférico que alcanzó el nivel actual (0.21 atm o 21%) (16).

El aumento del oxígeno atmosférico se conoce como el *Gran evento de oxidación* (17), aunque también se le ha llamado *el Holocausto del oxígeno* (18). Este último apelativo se basa en la teoría de que el aumento del O_2 atmosférico provocó un daño oxidativo generalizado en las formas de vida existentes, y sólo aquellos organismos que desarrollaron un medio de "protección antioxidante" lograron prosperar y evolucionar en la atmósfera oxigenada. Según este escenario, *la vida es posible en este planeta no sólo por el oxígeno, sino por la capacidad de protección contra los efectos destructivos del mismo.*

Estrés oxidativo

La descripción del *Holocausto del oxígeno* se basa en el principio de que el potencial de destrucción oxidativa está determinado por el equilibrio entre la intensidad de la exposición al O_2 y la capacidad de protección contra esta exposición. La amenaza del O_2 *in vivo* procede de los derivados reactivos del O_2, conocidos como *especies reactivas del oxígeno* (ROS, *reactive oxygen species*), y la protección contra los efectos dañinos de las ROS procede de un grupo diverso de compuestos químicos conocidos como *antioxidantes*. El *estrés oxidativo* ocurre cuando la producción de ROS supera la capacidad de protección antioxidante; este concepto es la base de la comprensión actual sobre la fisiopatología de la lesión celular oxidativa. (Las acciones de las ROS se describen en el capítulo 8, y los efectos protectores de los antioxidantes en el capítulo 12).

Prematuridad

El escenario del *Holocausto del oxígeno* no está muy alejado del de los bebés prematuros, que están expuestos al O_2 atmosférico antes de que sus defensas antioxidantes estén plenamente desarrolladas. La exposición al O_2 en el pulmón del feto es insignificante, porque ese órgano está lleno de líquido (y el O_2 no se disuelve con facilidad en los fluidos acuosos, como ya se describió en el capítulo 3). La actividad antioxidante es, por tanto, baja en el pulmón en desarrollo, y comienza a aparecer muy tarde en la gestación (19). Al nacimiento, los pulmones se llenan de aire y se exponen de forma brusca a niveles de PO_2 de 100 mm Hg (o incluso superiores si se utiliza O_2 suplementario); esto crea estrés oxidante cuando el nacimiento (y la protección antioxidante) es prematuro. La exposición al O_2 sin protección se ha implicado en una condición patológica conocida como *displasia broncopulmonar* (20), que suele provocar problemas respiratorios crónicos (20). Aunque no hay una certeza absoluta al respecto, el estrés oxidativo quizá también esté implicado en la inflamación pulmonar asociada con el *síndrome de dificultad respiratoria neonatal* (21).

La exposición prematura al O_2 es también un factor causante de la *retinopatía del prematuro* (22), que se caracteriza por el desarrollo desordenado de los vasos sanguíneos de la retina, y puede conducir a desprendimiento de ese tejido y ceguera. El uso juicioso del O_2 ha disminuido la incidencia de dicho trastorno.

Lesión celular oxidativa

Las reacciones parciales de oxidación amenazan la integridad funcional de todos los componentes celulares; la tabla 7.3 muestra

Tabla 7.3	Principales formas de lesión celular oxidativa
Lesión	**Consecuencias**
Membranas celulares • Oxidación de los ácidos grasos poliinsaturados, que se propaga como reacción en cadena	• Pérdida de fluidez de la membrana • Membranas con fugas • Lisis celular osmótica
Ácidos nucleicos • Bases nucleotídicas modificadas • Rotura de hebras • Acortamiento de los telómeros	• Senescencia celular • Apoptosis • Mutaciones genéticas
Proteínas • Degradación de aminoácidos • Alteración de los polipéptidos, que puede propagarse como reacción en cadena	• Enzimas disfuncionales • Alteración de la señalización celular • Interrupción en el transporte transmembrana

los principales tipos de lesión celular oxidativa y sus consecuencias adversas. La lesión oxidativa se ha implicado en multitud de enfermedades, sobre todo aquellas donde la inflamación es importante. El interés por esta afección queda demostrado por los 30 000 artículos que se publican cada año sobre el tema (23). La lesión celular oxidativa es el tema central del siguiente capítulo.

CORROSIÓN

La oxidación es también una fuente destacada de destrucción en el mundo inorgánico, y parece justificada una breve mención al respecto. La corrosión de metales como el hierro y el acero es un ejemplo común de esta destrucción: el hierro se oxida con facilidad para formar óxido de hierro. Cuando esto ocurre en presencia de agua, el resultado es óxido de hierro hidratado (Fe_2O_3-H_2O), también llamado, simplemente, *óxido*. El acero es una aleación de hierro que también es susceptible de formar óxido. Entre los metales resistentes a la corrosión se encuentran el oro, la plata y el platino, y la estabilidad de estos metales explica por qué son tan valorados.

La corrosión es la principal causa de los colapsos catastróficos de puentes (más de 100 en todo el mundo desde el año 2000), y es una amenaza constante para la integridad estructural de los edificios de gran altura, los estadios, los gasoductos y oleoductos, y todas las formas de transporte. La magnitud del problema de la corrosión queda demostrada por *el costo de la lucha contra la corrosión,* que se estima en $437 000 *millones de dólares anuales en Estados Unidos* (24); monto que supera al causado por todos los demás desastres naturales juntos.

RESUMEN

La energía disponible en el mundo orgánico se almacena en los enlaces de carbono que mantienen unidas las moléculas orgánicas, y la oxidación tiene la capacidad única de romper esos enlaces y liberar la energía almacenada. La oxidación de los combustibles orgánicos proporciona alrededor de 85% de las necesidades energéticas de la vida cotidiana, y es la única fuente de la energía que sostiene la vida aeróbica. Sin embargo, esto tiene un costo, porque la oxidación destruye los sustratos orgánicos que proporcionan la energía (como indica la cita introductoria).

Las reacciones de oxidación generan energía utilizable sólo cuando se dan ciertas condiciones (p. ej., que el sustrato sea un combustible rico en energía, etc.); sin embargo, tales condiciones no están presentes en la mayoría de las reacciones de oxidación, y estas reacciones sólo sirven para dañar o destruir la materia orgánica.

REFERENCIAS

1. Halliwell B, Gutteridge JMC. Free Radicals in Biology and Medicine. 5th ed, Oxford: Oxford University Press, 2015:1-29.
2. U.S. Energy Information Administration, Monthly Energy Review, April 2020. (Available at www.eia.gov. Accessed 3/19/2021).
3. Diesel R. Introduction. In: Chalkey AP. Diesel Engines for Land and Marine Work. New York: D. van Norstrand Co, 1912:1-8. (Available on Google Books, accessed 12/5/2021).
4. Cahill GF, Jr. Starvation in man. N Engl J Med 1970; 282:668-675.
5. U.S. Energy Information Association. www.eia.gov. Accessed 3/21/2021.
6. Lavoisier A. Memoir on heat. In Fulton JF, Wilson LG, eds. Selected Readings in the History of Physiology. 2nd ed, Springfield: Charles C Thomas, 1966:137.
7. Lehninger AL. Bioenergetics. New York, W.A. Benjamin, Inc, 1965:15.
8. Alberts B, Johnson A, Lewis J, et al., eds. Molecular Biology of the Cell, 6th ed, New York: Garland Science, 2015:774-776.
9. Walling C. Autoxidation. In Foote CS, Valentine JS, Greenberg A, Liebman JF (eds). Active Oxygen in Chemistry. New York: Blackie Academic and Professional, 1995:24-65.

10. Halliwell B, Gutteridge JMC. Free Radicals in Biology and Medicine. 5th ed, Oxford: Oxford University Press, 2015:199-283.

11. Haman N, Romano A, Asaduzzaman M, et al. A microcalorimetry study on the oxidation of linoleic acid and the control of rancidity. Talanta 2017; 164:407-412.

12. Meydani SN, Dinarello CA. Influence of dietary fatty acids on cytokine production and its clinical implications. Nutr Clin Pract 1993; 8:65-72.

13. Shahidi F, Zhong Y. Lipid oxidation and improving the oxidative stability. Chem Soc Rev 2010; 39:4067-4079.

14. Routely JG, Jennings C, Chubb M. Highrise Office Building Fire, One Meridian Plaza, Philadelphia, Pennsylvania. U.S. Fire Administration/Technical Report Series, USFA-TR-049. Emmitsburg, MD: U.S. Fire Administration, February, 1991.

15. Abraham CJ. A solution to spontaneous combustion in linseed oil formulations. Polymer Degrad Stab 1996; 54:157-166.

16. Holland HD. The oxygenation of the atmosphere and oceans. Phil Trans R Soc B, 2006; 361:903-915.

17. Sessions AL, Doughty DM, Welander PV, et al. The continuing puzzle of the Great Oxidation Event. Curr Biol 2009; 19:R567-R574.

18. Margulis L, Sagan D. The oxygen holocaust. In: Microcosmos - Four Billion Years of Microbial Evolution. Berkeley: University of California Press, 1986:99-114.

19. Frank, L, Sosenko IRS. Development of lung antioxidant enzyme system in late gestation: Possible implications for the prematurely born infant. J Pediatr1987; 110:9-14.

20. Principi N, Di Pietro GM, Esposito S. Bronchopulmonary dysplasia: clinical aspects and preventive and therapeutic strategies. J Transl Med 2018; 16:36.

21. Brus F, van Oeveren W, Okken A, Oetomo SB. Number and activation of circulating polymorphonuclear leukocytes and platelets are associated with disease severity in neonatal respiratory distress syndrome. Pediatr 1997; 99:672-680.

22. Kim SJ, Port AD, Swan R, et al. Retinopathy of prematurity: A review of risk factors and their clinical significance. Surv Ophthalmol 2018; 63:6180637.

23. Sies H. Oxidative stress: eustress and distress in redox homeostasis. In Fink G, ed. Stress: physiology, Biochemistry, and Pathology. Handbook of Stress Series, vol. 3. London: Academic Press, 2019:153-163.

24. Waldman J. Rust. The Longest War. New York: Simon & Schuster, 2016:7.

¿Qué son las especies reactivas del oxígeno?

8

"Los tiburones blancos en el mar bioquímico, esos agentes de corta duración pero voraces, oxidan y dañan los tejidos"

Roy Wolford, MD (a)

La tendencia natural del oxígeno a alterar las moléculas orgánicas se fortalece en las células aeróbicas con la formación de derivados más reactivos de este elemento, conocidos como *especies reactivas de oxígeno*. Se trata de los "grandes tiburones blancos del mar bioquímico", según la cita introductoria; una descripción que pone de manifiesto el poder destructivo de estos oxidantes potenciados. En este capítulo se describen los orígenes y las características químicas de las especies reactivas de oxígeno, así como los diferentes mecanismos de lesión celular oxidativa.

METABOLISMO DEL OXÍGENO

El oxígeno no participa de forma directa en la oxidación metabólica de los combustibles nutritivos. En su lugar, la oxidación ocurre por un grupo de enzimas deshidrogenasas, y los electrones que se liberan son recogidos por "portadores de electrones" (p. ej., dinucleótidos de nicotinamida adenina: NAD y NADP) y transportados a la membrana interna de la mitocondria. A continuación, los electrones se transmiten a través de una serie de reacciones redox en las que intervienen cuatro complejos proteicos (la *cadena de transporte de electrones*), y el movimiento asociado de iones de hidrógeno a través de la membrana mitocondrial interna da lugar a la producción de compuestos de fosfato de alta energía (trifosfato de adenosina [ATP]). El oxígeno se sitúa al final de la cadena de transporte de electrones (alojada en el complejo citocromo c oxidasa), y los electrones "gastados" se utilizan para reducir el oxígeno a agua (véase la figura 4.1), es decir:

$$O_2 + 4 e^- + 4 H^+ \rightarrow 2 H_2O \qquad (8.1)$$

Esta reacción sirve como una "trampa de electrones" que impide su acumulación y permite el funcionamiento continuo de la cadena de transporte de electrones (y la producción continua de ATP).

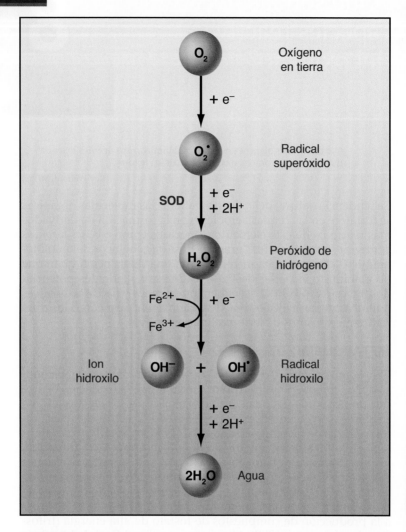

FIGURA 8.1 Secuencia de reacción para la reducción del oxígeno a agua, que tiene lugar al final de la cadena de transporte de electrones en la mitocondria. Los radicales libres se indican con un punto en superíndice. SOD, superóxido dismutasa. Consulte el texto para ampliar la explicación.

Los cuatro electrones necesarios para reducir el O_2 a agua no pueden añadirse en una sola reacción, por la restricción de espín de los electrones, ya descrita en el capítulo 7. Como resultado, se

Tabla 8.1	Especies reactivas de oxígeno
Radicales libres	**No radicales**
Radical alcoxilo (LO$\cdot$)	Peróxido de hidrógeno (H$_2$O$_2$)
Radical hidroxilo (HO$\cdot$)	Ácido hipocloroso HOCl
Radical peroxilo (LOO$\cdot$)	Hidroperóxido de lípidos (LOOH)
Radical superóxido (O$_2\cdot$)	Oxígeno singlete (^{1}O$_2$)

requiere una serie de cuatro reacciones de reducción de un solo electrón para reducir el O$_2$ a H$_2$O, mismas que se muestran en la figura 8.1 (1). Esta secuencia de reacción genera tres intermediarios metabólicos: el radical superóxido, el peróxido de hidrógeno y el radical hidroxilo. Tales metabolitos son más reactivos que la molécula de O$_2$ madre, por lo que se denominan "especies reactivas de oxígeno" (ROS, *reactive oxygen species*). Los metabolitos del O$_2$ no son las únicas ROS; la tabla 8.1 muestra una lista más completa.

Radical superóxido

La adición de un electrón a la molécula de O$_2$ produce el *radical superóxido*, que tiene un electrón no apareado restante (figura 8.2):

$$O_2 + e^- \rightarrow O_2\cdot \qquad (8.2)$$

(El punto en superíndice es el símbolo de un *radical libre*, que se define como un átomo o molécula con uno o más electrones no apareados en sus orbitales exteriores que es capaz de existir de forma independiente). El radical superóxido no es un oxidante potente (de ahí que el apelativo de "superóxido" parezca inmerecido), pero puede ser citotóxico en virtud de sus acciones secundarias (p. ej., la reacción con el óxido nítrico descrita a continuación). Hay evidencia de que el radical superóxido es una fuente importante de dolor inflamatorio (2), lo que permite inferir que también es una fuente de lesión tisular inflamatoria.

Reacción con el óxido nítrico

El radical superóxido reacciona con facilidad con el óxido nítrico (NO$\cdot$), un célebre radical libre (¡y la Molécula del Año en 1992!) que favorece el flujo sanguíneo circulatorio mediante la vasodilatación y la inhibición de la agregación plaquetaria (3). La reacción de estos dos radicales produce un no radical, el peroxinitrito ($ONOO^-$):

$$NO^. + O_2^. \rightarrow ONOO^- \tag{8.3}$$

Esta reacción tiene dos consecuencias adversas:

1. Atenúa los efectos saludables del óxido nítrico y promueve la vasoconstricción y la reducción del flujo sanguíneo. Este efecto vasoconstrictor sirve para explicar la asociación entre la aterosclerosis (donde la inflamación subyacente produce superóxido en abundancia) y la hipertensión (4). También es el mecanismo propuesto para los efectos vasoconstrictores del O_2 (véase el capítulo 4).

2. Produce peroxinitrito, un potente agente oxidante capaz de provocar lesión celular oxidativa (3,4).

Peróxido de hidrógeno

La adición de un solo electrón al radical superóxido lo convierte en un ion peróxido, que no tiene electrones no apareados (figura 8.2). La adición de dos protones (H^+) produce entonces peróxido de hidrógeno (H_2O_2); es decir:

$$O_2^. + e^- + 2\,H^+ \rightarrow H_2O_2 \tag{8.4}$$

El donante de electrones para esta reacción es otro radical superóxido, por lo que la reacción global es:

$$2\,O_2^. + 2\,H^+ \rightarrow H_2O_2 + O_2 \tag{8.5}$$

Se trata de una reacción de *dismutación,* porque la misma especie química se oxida y se reduce a la vez. (En este caso, los radicales superóxido donan y aceptan electrones). Esta reacción es casi instantánea cuando es catalizada por la enzima *superóxido dismutasa.* (Esta última es un antioxidante endógeno y se describe en el capítulo 12).

El peróxido de hidrógeno no es un radical libre (es decir, no tiene electrones no apareados) y no es un potente agente oxidante. Sin embargo, es muy móvil y atraviesa con facilidad las membranas celulares, donde puede generar radicales hidroxilos tóxicos (véase a continuación). Esto explica por qué el H_2O_2 puede producir roturas de la cadena de DNA cuando se añade a cultivos celulares, pero no cuando se añade a preparaciones de DNA aisladas (4,5).

Radical hidroxilo

La reducción de un solo electrón del H_2O_2 produce un potente oxidante conocido como radical hidroxilo, y el donante de electrones

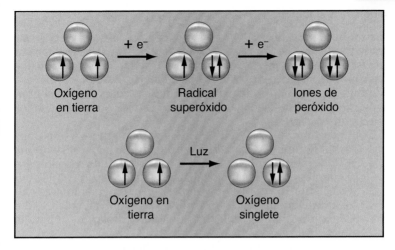

FIGURA 8.2 Configuración de los electrones en los orbitales exteriores del oxígeno en estado básico y sus derivados. Los círculos denotan los orbitales atómicos y las flechas representan los electrones y su espín direccional. Consulte el texto para ampliar la explicación.

es el hierro en estado reducido (Fe^{2+}). La reacción es la siguiente:

$$H_2O_2 + Fe^{2+} \rightarrow Fe^{3+} + OH^{\cdot} + OH^{-} \qquad (8.6)$$

donde Fe^{2+} es el hierro ferroso (reducido), Fe^{3+} es el hierro férrico (oxidado), $OH^{\cdot}$ es el radical hidroxilo y OH^{-} es el ion hidroxilo. Esta reacción se conoce como *reacción de Fenton,* y la oxidación de los sustratos orgánicos mediante este proceso se conoce como *química de Fenton* (6). (La importancia del hierro como fuente de lesión celular oxidativa se describe más adelante en el capítulo).

El radical hidroxilo es una de las especies químicas más reactivas conocidas y suele interactuar con la primera molécula que encuentra (4). Esta naturaleza altamente reactiva limita la movilidad de los radicales hidroxilo, pero su rango de destrucción se amplía con el H_2O_2, que puede viajar con libertad por todo el cuerpo y generar radicales hidroxilo donde haya hierro ferroso (Fe^{2+}). Este escenario se ha implicado en la lesión por reperfusión generalizada que puede seguir a la reanimación cardiopulmonar (7).

La reacción final en el metabolismo del O_2 es la reducción de un solo electrón del radical hidroxilo, que produce agua:

$$OH^{\cdot} + OH^{-} + e^{-} + 2\,H^{+} \rightarrow 2\,H_2O \qquad (8.7)$$

Fuga de metabolitos

La reducción del O_2 a H_2O en las mitocondrias es completa en alrededor de 98% de los casos; en el restante 2% el O_2 se metaboliza de forma incompleta en un metabolito reactivo que escapa de los confines de la citocromo oxidasa y puede hacer daño. La baja tasa de fuga de metabolitos reactivos puede ser engañosa, por el gran volumen de O_2 metabolizado cada día. Esto se demuestra en los siguientes cálculos:

1. El consumo de O_2 (VO_2) de un adulto en reposo es de unos 3.5 mL/kg/min, y para un adulto de 70 kg, esto supone 245 mL/min, o 353 litros/día. Esto corresponde a 353/22.4 = 15.7 moles de O_2 metabolizados cada día.
2. Si el 2% de 15.7 moles (0.3 moles) forma metabolitos reactivos que escapan de la mitocondria, eso equivale a 0.3 x 32 = 9.6 gramos diarios (utilizando una masa molar de 32 para la molécula de O_2).
3. A lo largo de un año, la fuga de metabolitos reactivos sería de 365 x 9.6 = 3.5 kg, lo que supone 5% de un peso corporal de 70 kg.

De modo que la fuga acumulada de metabolitos reactivos es mucho mayor de lo que se sospecha a partir de la tasa de fuga de 2%.

OTRAS FUENTES

El metabolismo del oxígeno en las mitocondrias no es la única fuente de especies reactivas de oxígeno (ROS), ni es la principal fuente de ROS en condiciones específicas (por ejemplo, la inflamación). A continuación se describen brevemente otras fuentes notables de ROS.

NADPH oxidasa

La principal fuente de producción de ROS no mitocondriales es una enzima oxidasa situada en la superficie exterior de las membranas celulares que promueve la adición de un solo electrón al O_2 para producir radicales superóxido. El donante de electrones para esta reacción es el NADPH; de ahí que la enzima se llame *NADPH oxidasa*, a menudo abreviada como *NOX*. La reacción de la NOX se muestra a continuación:

$$O_2 + NADPH \rightarrow O_2^{\cdot} + NADP + H^+ \qquad (8.8)$$

Esta reacción de la oxidasa es similar a la de la citocromo oxidasa que inicia el metabolismo del O_2 en las mitocondrias (ecuación 8.2). La única diferencia es el donante de electrones. Los radicales superóxido generados por la NOX son de localización extracelular y pueden reducirse aún más para formar peróxido de hidrógeno y ácido hipocloroso, un potente agente microbicida (véase el capítulo 9).

Tabla 8.2	La variedad de oxidasas NADPH	
Ubicación	**Disparador**	**Consecuencias**
Neutrófilos, macrófagos	Citocinas	• Activación de los neutrófilos • Fagocitosis • Lesión del tejido
Endotelio	Citocinas LDL oxidado	• Aumento de la permeabilidad vascular • Aumento de la adhesión de los leucocitos • Aumento de la adhesión de las plaquetas • Trombosis microvascular • Aterosclerosis
Músculo liso vascular	Angiotensina II	• Vasoconstricción • Hipertensión
Epitelio de las vías respiratorias	Citocinas Alérgenos	• Hiperreactividad de las vías respiratorias

Múltiples funciones

Las enzimas NOX unidas a la membrana se encuentran en una gran variedad de células, como los fagocitos, las células endoteliales, el músculo liso vascular, los adipocitos y las células epiteliales de las vías respiratorias y el intestino grueso (9). Estas enzimas suelen ser inactivas, y tanto el estímulo desencadenante como el papel funcional de la enzima pueden variar en cada tipo de célula, y la tabla 8.2 muestra algunos ejemplos de esto. La función más estudiada de las enzimas NOX es en la respuesta inflamatoria aguda, donde son responsables de la activación de los neutrófilos y del aumento de la permeabilidad vascular (9,10) (su papel en la respuesta inflamatoria se describe con detalle en el capítulo 9). Las enzimas NOX también participan en diversas respuestas de control fisiológico, donde la producción de ROS sirve como "señal" de una condición anormal que requiere corrección. La participación de las ROS en las respuestas de control fisiológico se describe más adelante en este capítulo.

Xantina oxidasa

Los últimos pasos en la degradación de los nucleótidos de purina (adenina y guanina) es la conversión de hipoxantina en xantina, y de xantina en ácido úrico (figura 8.3). Estas reacciones son oxidaciones (es decir, implican la pérdida de electrones), y el destino de los electrones liberados está determinado por el estado redox de los tejidos. Cuando las condiciones son normales, las oxidaciones son catalizadas por la enzima xantina deshidrogenasa (XDH), y los electrones liberados se transfieren a su cofactor, el nucleótido de nicotinamida adenina (NAD). Sin embargo, cuando el equilibrio redox favorece la oxidación (p. ej., en la inflamación), la XDH se convierte en xantina oxidasa (XO), y esta enzima transfiere los electrones a la molécula de O_2 para generar radicales superóxido, que se convierten fácilmente en peróxido de hidrógeno. Así, el producto final predominante de la degradación de purinas catalizada por la XO es el peróxido de hidrógeno (12).

Lesión por isquemia-reperfusión

Los estudios en animales muestran que el alopurinol (un inhibidor de la XO) reduce la gravedad de la lesión por isquemia-reperfusión (13). Esta observación alimenta el siguiente escenario propuesto. Durante los periodos de isquemia, las reservas de trifosfato de adenosina (ATP) se agotan y el monofosfato de adenosina (AMP) se degrada a hipoxantina. Cuando se restablece el flujo, las zonas reperfundidas se inflaman, y esto promueve la conversión de XDH en XO. La acción de la XO sobre la hipoxantina acumulada eleva la producción de peróxido de hidrógeno, que luego daña el endotelio (a través de la emisión de radicales hidroxilos).

Oxígeno singlete

La molécula de O_2 puede elevarse a un estado energético superior mediante la aportación de energía, lo que hace que uno de los electrones no apareados invierta su espín direccional y forme una pareja adecuada con el otro electrón no apareado. La configuración electrónica resultante, que se muestra en la figura 8.2, se conoce como *oxígeno singlete* (4).

Fotosensibilidad

La luz es la principal fuente de energía para la producción de oxígeno singlete. La luz reacciona primero con las moléculas fotosensibilizadoras que absorben longitudes de onda específicas del espectro luminoso, y el fotosensibilizador energizado transfiere entonces la energía al O_2 en estado básico para producir oxígeno singlete. Existen diversos sensibilizadores, como la riboflavina (B6), los nucleótidos de flavina (FAD, FMN), los pigmentos (bilirrubina y porfirinas), los tintes (azul de metileno, azul de toluidina) y los fármacos (fenotiazinas, fluoroquinolonas) (4).

El oxígeno singlete es un potente oxidante que puede dañar los lípidos de las membranas, los ácidos nucleicos y las proteínas. Los

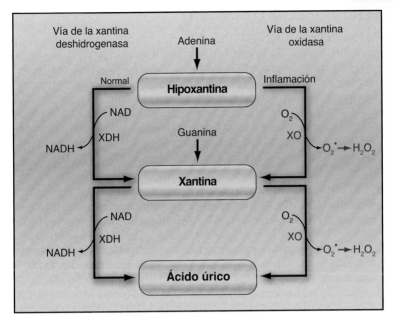

FIGURA 8.3 Las reacciones terminales en el metabolismo de los nucleótidos de purina (adenina y guanina). El catalizador normal de estas reacciones es la xantina deshidrogenasa (XDH); pero en el marco de la inflamación, el catalizador es la xantina oxidasa (XO), que produce radicales superóxido ($O_2^{\cdot}$) y peróxido de hidrógeno (H_2O_2).

principales órganos afectados son la piel y los ojos. Las lesiones cutáneas fotosensibles pueden variar desde un eritema leve hasta bullas, cicatrices y desfiguración. Las lesiones cutáneas son una característica destacada de las porfirias (14), a causa de las acciones fotosensibilizadoras de las porfirinas y su tendencia a acumularse en la piel. Los ojos son susceptibles de sufrir lesiones fóticas por el pigmento sensible a la luz, la rodopsina, situado en los bastones. Un ejemplo conocido de lesión retiniana mediada por oxidantes es la *retinitis pigmentaria*, que provoca daño prematuro en los bastones de la retina (donde se encuentra la rodopsina).

Enfriamiento

El oxígeno singlete puede transferir su energía a otra molécula y convertirse de nuevo en O_2 de estado básico; esto se conoce como *quenching* (enfriamiento), y la molécula que recibe la energía se llama *scavenger* (enfriador). Un enfriador eficaz del O_2 singlete es el β-caroteno (4).

LESIÓN CELULAR OXIDATIVA

Las acciones oxidativas de las ROS pueden alterar todos los componentes vitales de la célula, incluidos los lípidos de la membrana, el DNA y las proteínas celulares. Esta lesión celular oxidativa aparece cuando la tasa de producción de ROS supera la capacidad de protección antioxidante; una condición conocida como *estrés oxidativo*. (La protección antioxidante se describe en el capítulo 12). A continuación se estudian las principales reacciones implicadas en la lesión celular oxidativa.

Reacciones en cadena

Cuando un radical libre reacciona con un no radical, este último pierde un electrón y se convierte en otro radical libre que, a su vez, puede interaccionar con otro no radical para producir otro radical libre, y así sucesivamente. Este proceso autosostenido se conoce como *reacción en cadena* (4). Los incendios son un ejemplo de reacción oxidativa en cadena, y también muestran dos características relevantes para las lesiones oxidativas: se independizan de la reacción iniciadora y producen daño considerable. A continuación se describe la forma más estudiada de lesión celular oxidativa por una reacción en cadena.

Peroxidación de lípidos

El interior hidrofóbico de las membranas celulares está poblado por ácidos grasos poliinsaturados (PUFA), que promueven la "fluidez" de las membranas celulares en virtud de su bajo punto de fusión (15). (Los PUFA también se utilizan para promover la fluidez en los aceites de cocina y en las pinturas). Los PUFA son especialmente susceptibles a la alteración oxidativa; un proceso conocido como *peroxidación lipídica*, que produce *rancidez* cuando implica a los PUFA en los productos alimentarios (como se describe en el capítulo 7). Cuando se produce la peroxidación lipídica en las membranas celulares, los PUFA se polimerizan y su fluidez disminuye, lo que hace que las membranas se tornen rígidas y pierdan su permeabilidad selectiva. Esto da lugar a membranas celulares permeables, lo que culmina en la alteración osmótica de las células.

Secuencia de reacción

La peroxidación de los lípidos es especialmente destructiva, porque ocurre como una reacción en cadena autosostenida. La secuencia del proceso se muestra en la figura 8.4. Al inicio, un oxidante fuerte (como el radical hidroxilo) elimina un átomo de hidrógeno completo de uno de los átomos de carbono de un PUFA. Esto crea un radical lipídico centrado en el carbono, que reacciona con el O_2

para formar un "radical peroxilo" centrado en el oxígeno. La propagación ocurre cuando el radical peroxilo elimina un átomo de hidrógeno de un PUFA adyacente, lo que inicia una nueva serie de reacciones y genera también un hidroperóxido lipídico. Este ciclo continúa hasta que el sustrato (PUFA) se agota o algo bloquea la propagación. (La vitamina E interrumpe la propagación de la peroxidación lipídica, como se describe en el capítulo 12).

Otro modo de propagación se produce cuando el hierro ferroso (Fe^{2+}) está disponible y reacciona con el hidroperóxido lipídico (LOOH) producido por la reacción de propagación. Esta reacción divide el enlace oxígeno-oxígeno en el LOOH y produce otro radical libre, el *radical alcoxilo* (LO·), como se muestra a continuación.

$$\text{LOOH} + Fe^{2+} \rightarrow Fe^{3+} + \text{LO·} + \text{OH}^- \tag{8.9}$$

(Observe la similitud entre este proceso y la reacción de Fenton, en la ecuación 8.6). Los radicales alcoxilos pueden eliminar un átomo de hidrógeno de los PUFA e iniciar la peroxidación lipídica. La peroxidación lipídica iniciada por el hierro se ha identificado como un tipo de muerte celular regulada, conocida como *ferroptosis* (17).

Daños en el DNA

La amenaza constante de daño oxidativo por las ROS se demuestra en estudios que describen el daño oxidativo en el DNA durante el metabolismo normal (15,18). *La tasa de daño oxidativo en el DNA*

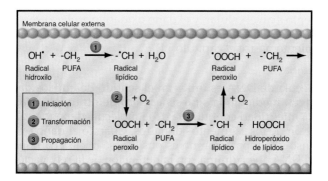

FIGURA 8.4 Secuencia de reacción de la peroxidación lipídica en las membranas celulares, que se propaga como "reacción en cadena" autosostenida. Los radicales libres se indican con un punto en superíndice. PUFA, ácido graso poliinsaturado. Consulte el texto para ampliar la explicación.

se calcula en 500 mil a 2 millones de "lesiones" moleculares por célula y día (18), con tasas en el rango superior de lo normal esperadas en órganos altamente oxidativos (p. ej., el cerebro). Los radicales hidroxilos son la principal fuente de daño oxidativo del DNA (15). El peróxido de hidrógeno puede ser una fuente de daños generalizados en el DNA, pero sólo en virtud de la producción de radicales hidroxilo dondequiera que se desplace (véase la ecuación 8.6).

Existen tres formas de daño oxidativo en el DNA (19), que se resumen a continuación (figura 8.5).

1. La oxidación modifica las bases de los nucleótidos (adenina, guanina, citosina y timina), lo que llega a alterar la expresión de los genes. La guanina es especialmente susceptible a la modificación oxidativa, y la detección de residuos de guanina oxidados (8-oxo-2-deoxiguanosina) es un método conocido para controlar el daño oxidativo en el DNA (18).

2. Los enlaces covalentes que unen a los nucleótidos se interrumpen por la oxidación. Se denominan "roturas de la cadena de DNA" y pueden afectar a una o ambas cadenas de polinucleótidos. A menudo es posible reparar las roturas de una sola cadena, pero las interrupciones en ambas cadenas de polinucleótidos (roturas de doble cadena) son difíciles de reparar.

3. La oxidación promueve el acortamiento de los *telómeros*, que son secuencias repetitivas de bases de nucleótidos que envuelven los extremos de los cromosomas. Por lo común, este acortamiento progresivo se produce con la edad y acaba por dejar al descubierto los extremos de los cromosomas, lo que impide la mayor replicación celular (20). El acortamiento de los telómeros es un determinante importante del envejecimiento a nivel celular, y el daño oxidativo acelera ese proceso. (Para más información sobre el papel de las ROS en el envejecimiento, véase el capítulo 11).

Consecuencias

La molécula de DNA es única en el sentido de que los daños no se corrigen mediante la síntesis *de novo* de otra molécula. En su lugar, la integridad continuada de la molécula depende sólo de la reparación de los segmentos dañados. Cuando el daño oxidativo es extenso y la reparación no es posible, se inicia una *respuesta al daño del DNA* que culmina con la detención de la replicación celular (*senescencia replicativa*) o la muerte celular (*apoptosis*) (19). Esto impide la proliferación de las células con genoma defectuoso, pero acelera el proceso de envejecimiento. (La respuesta al daño en el DNA se describe con más detalle en el capítulo 11). Por otro lado, los daños que afectan a determinados genes (p. ej., el gen supresor de tumores) en ocasiones provocan proliferación incontrolada y transformación neoplásica.

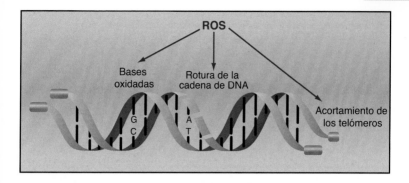

FIGURA 8.5 Tres tipos de daños oxidativos en la molécula de DNA. ROS, especies reactivas de oxígeno. A, C, G, T = adenina, citosina, guanina y timina, respectivamente. Consulte el texto para ampliar la explicación

Degradación de proteínas

El daño oxidativo altera la función de las proteínas de tres maneras:
1. La oxidación interrumpe los enlaces covalentes que mantienen unidos a los polipéptidos. Este proceso suele iniciarse por los radicales hidroxilo, y procede como una reacción en cadena, con el mismo tipo de secuencia de reacción descrita para la peroxidación lipídica (21). Los polipéptidos alterados se vuelven entonces más susceptibles a las acciones de las proteasas.
2. La oxidación puede alterar el comportamiento de los 20 aminoácidos. De éstos, los aminoácidos aromáticos (fenilalanina, triptófano, tirosina e histidina) son los más susceptibles (18).
3. La modificación de las proteínas puede ser un fenómeno secundario; por ejemplo, cuando el daño oxidativo del DNA da lugar a la producción de proteínas defectuosas.

Las consecuencias de la modificación de las proteínas son tan numerosas como la cantidad de proteínas y sus funciones asociadas. Por ejemplo, se calcula que hay unas 75 000 enzimas diferentes en el cuerpo humano (22), y cualquiera o todas pueden ser modificadas por la oxidación.

HIERRO

El hierro tiene una relación desconcertante con el O_2, porque lo transporta a los tejidos (como el hierro de la hemoglobina); sin embargo, es importante en la lesión celular relacionada con el oxígeno. La tabla 8.3 incluye algunas enfermedades donde se ha implicado la lesión celular relacionada con el hierro.

Tabla 8.3	Enfermedades en las que interviene el hierro
Órgano	**Enfermedad**
Sistema nervioso central	• Ilctus isquémico • Lesión cerebral traumática • Enfermedad de Huntington
Corazón	• Miocardiopatía por isquemia-reperfusión y quimioterapia
Sistema vascular	• Aterosclerosis • Lesión endotelial por isquemia-reperfusión • Lesión endotelial y oclusión vascular en la coagulación intravascular diseminada y la drepanocitosis
Riñones	• Lesión renal aguda por mioglobinuria e isquemia-reperfusión • Carcinoma de células renales cromófobo
Páncreas	• Diabetes gestacional
Hígado	• Hemocromatosis

Propiedades

El hierro es altamente oxidable y tiene en total cinco estados de oxidación: Fe^{2+} a Fe^{6+} (23). Los más comunes son Fe^{2+} (hierro ferroso) y Fe^{3+} (hierro férrico), que se forman a partir del hierro (Fe) en estado básico mediante la eliminación secuencial de electrones (e^-):

$$Fe - 2e^- \rightarrow Fe^{2+} - e^- \rightarrow Fe^{3+} \qquad (8.10)$$

El hierro férrico (Fe^{2+}) está en la hemoglobina y la mioglobina (donde se une al O^2) y es el donante de un solo electrón en la producción de radicales hidroxilo a partir del H_2O_2 (ecuación 8.6). El hierro férrico (Fe^{3+}) es la forma de almacenamiento del hierro (y está unido a la ferritina y a la hemosiderina) y también se encuentra en la metahemoglobina y la metamioglobina (donde no se une al O_2).

Otra propiedad del hierro que merece ser mencionada es la presencia de electrones no apareados: el Fe^{2+} tiene cuatro electrones no apareados, y hay cinco electrones no apareados en el Fe^{3+} (8). Esto permite que ambas formas de hierro inicien reacciones en cadena cuando se enlazan con un no radical.

El hierro y la lesión celular oxidativa

El hierro es importante en la lesión celular oxidativa, por su participación en la producción de radicales hidroxilo (véase la ecuación 8.6), la más dañina de las ROS (24). Este elemento también puede iniciar de forma directa la oxidación de los lípidos de la membrana (ecuación 8.9).

Ferroptosis

Como ya se mencionó, la peroxidación lipídica inducida por el hierro puede provocar una forma de muerte celular regulada, conocida como ferroptosis (17). Este fenómeno se desencadena por la inflamación, y se ha implicado en la patogénesis de la lesión renal isquémica, la miocardiopatía isquémica e inducida por la quimioterapia y el accidente vascular cerebral isquémico (25-27).

Hierro hemo

El hierro derivado del hemo es importante en el daño endotelial provocado por la hemólisis (p. ej., la anemia de células falciformes y la coagulación vascular diseminada) y en la lesión por isquemia-reperfusión (28). El hemo liberado de los glóbulos rojos es hidrofóbico y se inserta en las membranas de las células endoteliales, donde la liberación de hierro ferroso (Fe^{2+}) puede desencadenar la peroxidación lipídica. El mismo proceso se ha implicado en el daño de las células tubulares renales por mioglobinuria (28), y en la lesión cerebral asociada con la hemorragia intracraneal (29).

Secuestro de hierro

La importancia del hierro como fuente de lesiones celulares oxidativas se explica por su frecuente unión a las proteínas. Hay abundancia de hierro en el cuerpo humano (50 mg/kg para un varón adulto, y 20 a 25% menos para una mujer premenopáusica), y casi todo está ligado a las proteínas: alrededor de 65% está unido a la hemoglobina, 10% a la mioglobina y a las enzimas dependientes del hierro (p. ej., la familia de enzimas del citocromo P-450), de 20 a 30% está unido a la ferritina y a la hemosiderina en los tejidos, y la pequeña cantidad de hierro en el plasma (65 a 165 μg/dL) se vincula a la transferrina (30). Esto deja *poco o nada de hierro libre (no unido)*, lo que protege contra la lesión celular inducida por este elemento.

Anemia por inflamación

Otro tipo de secuestro protector ante el hierro es la anemia que se desarrolla en respuesta a la inflamación sistémica. El hierro necesario para la eritropoyesis proviene de los macrófagos, y ese aporte se inhibe en el marco de la inflamación (por una hormona reguladora del hierro conocida como *hepsidina*) (30). La disminución del hierro disponible acaba provocando la *anemia de la inflamación* (antes conocida como "anemia de la enfermedad crónica") (31). La *anemia de la enfermedad crítica* (32) es la forma aguda de este trastorno; este tipo de anemia se asocia con disminución del hierro sérico, lo que es ventajoso en una condición propensa a la oxidación como la inflamación.

FUNCIÓN FISIOLÓGICA

El papel de las ROS como fuente de lesiones patológicas se confirma, sobre todo, durante los periodos de estrés oxidativo, cuando hay abundancia de ROS o deficiencia en la protección antioxidante, o ambas cosas. Sin embargo, como ya se mencionó, las ROS también pueden participar en las respuestas de control fisiológico durante el metabolismo "normal". Esta condición, donde dosis bajas de una sustancia tóxica proporcionan un beneficio, se conoce como *hormesis* (33). Aquí se presentan algunos ejemplos de ello. Observe que, en estos casos, las ROS se originan en la enzima NADPH oxidasa (NOX) unida a la membrana, y no son de origen mitocondrial.

Sensores de oxígeno

La masa de eritrocitos se mantiene gracias a la hormona eritropoyetina, que se produce en riñones e hígado en respuesta a la hipoxemia. El peróxido de hidrógeno inhibe esa respuesta al degradar una proteína transcripcional (factor inducible por hipoxia-1) que estimula la producción de eritropoyetina (11). Estas observaciones condujeron a la teoría de que la tensión de oxígeno en la sangre es percibida por la producción de ROS de las células endoteliales del hígado y los riñones (a través de la enzima NOX en la membrana de las células endoteliales), y que una disminución de la producción de ROS por parte de estas células es responsable de la respuesta de la eritropoyetina a la hipoxemia. Este mecanismo también se ha implicado en la respuesta a la hipoxemia por parte de los quimiorreceptores del cuerpo carotídeo (11).

Control glucémico

La insulina induce la producción de H_2O_2 mediante la activación de una enzima NOX en la membrana celular de los adipocitos (34), y está demostrado que las concentraciones fisiológicas de H_2O_2 aumentan la capacidad de respuesta a la insulina (35). Estas dos observaciones indican que, en condiciones normales, el H_2O_2 tiene un papel permisivo en el mantenimiento de la normoglucemia por la insulina. Esto contrasta con la función del H_2O_2 durante los periodos de estrés oxidativo, cuando favorece el desarrollo de las complicaciones asociadas a la diabetes (p. ej., la aterosclerosis).

Control vascular

Las ROS han sido implicadas en el control vascular por el sistema renina-angiotensina-aldosterona (36). Durante los estados de bajo flujo, la vasoconstricción inducida por la angiotensina ayuda a mantener la presión arterial. Dicho efecto vasoconstrictor quizá esté mediado por las ROS, ya que la angiotensina activa la enzima NOX en el músculo liso vascular, y la consiguiente producción de radicales superóxido puede producir vasoconstricción al inactivar el óxido nítrico (ecuación 8.3).

RESUMEN

Los puntos principales de este capítulo se resumen como sigue:
1. Las acciones destructivas del oxígeno *in vivo* son realizadas por un grupo de derivados químicos reactivos, conocidos como especies reactivas del oxígeno (ROS). Entre ellas se encuentran el radical superóxido, el peróxido de hidrógeno, el radical hidroxilo y el oxígeno singlete.
2. Existen tres tipos principales de lesiones celulares oxidativas:
   a. La oxidación de los lípidos de la membrana altera sus propiedades viscoelásticas, lo que conduce a la pérdida de permeabilidad selectiva membranal y a la posible disrupción osmótica de las células.
   b. El daño oxidativo del DNA puede incluir roturas de hebra, modificación de las bases nucleotídicas y acortamiento acelerado de los telómeros. Las consecuencias de estas reacciones incluyen aberraciones genómicas (incluidas las transformaciones neoplásicas), el cese de la replicación celular y la muerte celular prematura.
   c. La oxidación promueve la degradación de las proteínas, lo que puede tener muchas y distintas consecuencias adversas (dependiendo de la proteína en cuestión).
3. El hierro es importante en la lesión celular oxidativa, porque promueve la formación de radicales hidroxilos altamente destructivos. Ese potencial destructivo explica que casi todo el hierro que se halla en el organismo esté ligado y secuestrado.
4. La lesión celular oxidativa se produce de forma predominante durante los periodos de estrés oxidativo, cuando la producción de ROS supera la capacidad de protección antioxidante. Durante los lapsos de "metabolismo normal" (sin estrés oxidativo), las ROS pueden participar en las respuestas de control fisiológico.

REFERENCIAS

a. Walford RL. Maximum Life Span. New York: W.W. Norton and Co, 1983:87.

1. Grisham MB. Reactive oxygen metabolism. In: Reactive Metabolites of Oxygen and Nitrogen in Biology and Medicine. Austin, TX: R.G. Landes Co., 1991:5-19.
2. Wand Z-Q, Porreca F, Cuzzocrea S, et al. A newly identified role for superoxide in inflammatory pain. J Pharmacol Exp Therap 2004; 309:869-878.
3. Radi R. Oxygen radicals, nitric oxide, and peroxynitrite: Redox pathways in molecular medicine. Proc Nat Acad Sci 2018; 115:5839-5848.
4. Halliwell B, Gutteridge JMC. Redox chemistry: the essentials. In: Free Radicals in Biology and Medicine. 5th ed, Oxford: Oxford University Press, 2015:30-76.
5. Spragg RG. DNA strand break formation following exposure of bovine pulmonary artery and aortic endothelial cells to reactive oxygen products. Am J Respir Cell Mol Biol 1991; 4:4-10.
6. Barbusinski, K. Fenton reaction – controversies concerning the chemistry. Ecol Chem Engin 2009; 16:347-358.
7. Huet O, Dupic L, Batteux F, et al. Postresuscitation syndrome: potential role of hydroxyl radical-induced endothelial cell damage. Crit Care Med 2011; 39:1712-1720.
8. Halliwell B, Gutteridge JMC. Free Radicals in Biology and Medicine. 5th ed, Oxford: Oxford University Press, 2015:1-29.
9. Bedard K, Krause KH. The NOX family of ROS-generating NADPH oxidases: physiology and pathophysiology. Physiol Rev 2007; 87:245-313.
10. Mittal M, Siddiqui MR, Tran K, et al. Reactive oxygen species in inflammation and tissue injury. Antiox Redox Sig 2014; 20:1126-1167.
11. Dröge W. Free radicals in the physiological control of cell function. Physiol Rev 2002; 82:47-95.
12. Kelley EE, Khoo NKH, Hundley NJ, et al. Hydrogen peroxide is the major oxidant product of xanthine oxidase. Free Radic Biol Med 2010; 48:493-498.
13. Halliwell B, Gutteridge JMC. Reactive species in disease: friends or foes? In: Free Radicals in Biology and Medicine. 5th ed, Oxford: Oxford University Press, 2015:511-638.
14. Puy H, Gouya L, Deybach JC. Porphyrias. Lancet 2010; 375:924937.
15. Halliwell B, Gutteridge JMC. Oxidative stress and redox regulation: adaptation, damage, repair, senescence, and death. In: Free Radicals in Biology and Medicine. 5th ed, Oxford: Oxford University Press, 2015:199-283.
16. Shahidi F, Zhong Y. Lipid oxidation and improving the oxidative stability. Chem Soc Rev 2010; 39:4067-4079.

17. Yang WS, Stockwell BR. Ferroptosis: death by lipid peroxidation. Trends Cell Biol 2016; 26:165-176.

18. Hamilton ML, Van Remmen H, Drake JA, et al. Does oxidative damage to DNA increase with age? Proc Natl Acad Sci 2001; 98:10469-10474.

19. Jan HJ, Hoeijmakers. DNA damage, aging, and cancer. New Engl J Med 2009; 361:1475-1485.

20. Shay JW. Telomeres and aging. Curr Opin Cell Biol 2018; 52:1-7.

21. Stadtman ER. Protein modification. In: Banerjee R, ed. Redox Biochemistry. New York, John Wiley & Sons, 2008:184-194.

22. Svarney T, Barnes-Svarney P. The Handy Biology Answer Book. 2nd ed. Canton, MI: Visible Ink Press, 2014.

23. Zhuang T, Han H, Yang Z. Iron, oxidative stress, and gestational diabetes. Nutrients 2014; 6:3968-3980.

24. Menegheni R. Iron homeostasis, oxidative stress, and DNA damage. Free Rad Biol Med 1997; 23:783-792.

25. Feng X, Wang H, Han D, et al. Ferroptosis as a target for protection against cardiomyopathy. Proc Nat Acad Sci 2019; 116:2672-2680.

26. Muller T, Dewitz C, Schmitz J, et al. Necroptosis and ferroptosis are alternative cell death pathways that operate in acute kidney failure. Cell Mol Life Sci 2017; 74:3631-3645.

27. Linkermann A, Stockwell BR, Krautwald S, Anders HJ. Regulated cell death and inflammation: an auto-amplification loop causes organ failure. Nat Rev Immunol 2014; 14:759-767.

28. Belcher JD, Beckman JD, Balla G, et al. Heme degradation and vascular injury. Antiox Redox Signal 2010; 12:233-248.

29. Garton T, Keep RF, Hua Y, Xi G. Brain iron overload following intracranial hemorrhage. Stroke Vasc Neurol 2016; 1:e000042.

30. Gisbert JP, Gomollon F. An update on iron physiology. World J Gastroenterol 2009; 15:4617-4626.

31. Ganz T, Nemeth E. Iron sequestration and anemia of inflammation. Semin Hematol 2009; 46:387-393.

32. Corwin HL, Krantz SB. Anemia of the critically ill: "acute" anemia of chronic disease. Crit Care Med 2000; 28:3098-3099.

33. Mattson MP. Hormesis defined. Ageing Res Rev 2008; 7:1-7.

34. Kreiger-Brauer H, Medda PK, Kather H. Insulin-induced activation of NADPH-dependent H_2O_2 generation in human adipocyte plasma membranes is mediated by $G\alpha12$. J Biol Chem 1997; 272:10135-10142.

35. Schmid E, Hotz-Wagenblatt A, Dröge W. Phosphorylation of the insulin receptor kinase by phosphocreatine in combination with hydrogen peroxide. The structural basis of redox priming. FASEB J; 1999:13:1491-1500.

36. Schramm A, Matusik P, Osmenda G, Guzik TJ. Targeting NADPH oxidases in vascular pharmacology. Vasc Pharmacol 2012; 56:216-231.

18. Hamilton ML, Van Remmen H, Drake JA, et al. Does oxidative damage to DNA increase with age? Proc Natl Acad Sci 2001; 98:10469-10474.

19. Lin JH, Lee-Baker... DNA damage, aging, and cancer. New Engl J Med 2009; 361:1475-1485.

20. Shay JW. Telomeres and aging. Curr Opin Cell Biol 2018; 52:1-7.

21. Stadtman ER. Protein modification. In: Banerjee R, ed. Redox Bio-chemistry. New York: John Wiley & Sons, 2008:184-191.

22. Nunney L, Barnes-Kearney P. The Handy Biology Answer Book. 2nd ed. Canton, MA: Visible Ink Press, 2014.

23. Zhang L, Han L, Yang Z. Iron oxidative stress and epigenetic alterations. Epigenetics 2014; 9:909-920.

24. Meneghini R. Iron homeostasis, oxidative stress, and DNA damage. Free Rad Biol Med 1997; 23:783-792.

25. Hoeijmakers JHJ. DNA damage, aging, and cancer. N Engl J Med 2009; 361:1475-1485.

26. Haag K, Yang H, et al. Ferroptosis as a target for protection against cardiomyopathy. Proc Natl Acad Sci 2019; 116:2672-2680.

27. Conrad M, et al. Regulation of ferroptosis. Nat Rev Drug Discov 2016; 15:348-366.

28. Dixon SJ, et al. Ferroptosis: an iron-dependent form of nonapoptotic cell death. Cell 2012; 149:1060-1072.

29. Stockwell BR, et al. Ferroptosis: a regulated cell death nexus linking metabolism, redox biology, and disease. Cell 2017; 171:273-285.

30. Yang WS, Stockwell BR. Ferroptosis: death by lipid peroxidation. Trends Cell Biol 2016; 26:165-176.

31. Cao JY, Dixon SJ. Mechanisms of ferroptosis. Cell Mol Life Sci 2016; 73:2195-2209.

32. Gao M, et al. Ferroptosis is an autophagic cell death process. Cell Res 2016; 26:1021-1032.

33. Latunde-Dada GO. Ferroptosis: role of lipid peroxidation, iron and ferritinophagy. Biochim Biophys Acta 2017; 1861:1893-1900.

34. Doll S, Conrad M. Iron and ferroptosis: a still ill-defined liaison. IUBMB Life 2017; 69:423-434.

35. Angeli JPF, et al. Ferroptosis at the crossroads of cancer-acquired drug resistance and immune evasion. Nat Rev Cancer 2019; 19:405-414.

36. Toyokuni S, et al. Iron and thiol redox signaling in cancer: an exquisite balance to escape ferroptosis. Free Radic Biol Med 2017; 108:610-626.

¿El oxígeno participa en la respuesta inflamatoria?

9

> "La inflamación en sí misma no se considera una enfermedad, sino una operación saludable [...] pero cuando no puede cumplir ese propósito saludable [...] hace daño".
>
> Dr. John Hunter, MD

El autor de la cita introductoria fue un preeminente cirujano escocés del siglo XVIII cuyas observaciones sobre la inflamación se convirtieron en el conocimiento aceptado sobre el tema durante la mayor parte del siglo XIX (1). Su comentario sobre la capacidad de la inflamación para hacer daño fue clarividente, ya que ahora se reconoce que la inflamación es un factor importante en una gran cantidad de condiciones patológicas, como las que se mencionan en la tabla 9.1. En vista del alcance de estas entidades patológicas, la inflamación merece ser reconocida como una de las principales fuentes de morbilidad y mortalidad en los tiempos modernos. También merecen este reconocimiento el oxígeno y sus descendientes más reactivos (es decir, las especies reactivas del oxígeno, introducidas en el capítulo 8), porque son importantes en la respuesta inflamatoria (2), como se describe en este capítulo.

ACTIVACIÓN DE NEUTRÓFILOS

En las fases iniciales de la respuesta inflamatoria, los neutrófilos (y otros granulocitos) aumentan de forma precipitada su consumo de O_2 (hasta 20 veces) por un lapso entre 15 y 20 minutos (3). Esto se conoce como el *estallido respiratorio*, que es un nombre equivocado, porque el aumento del consumo de O_2 no tiene lugar en las mitocondrias y no produce moléculas de trifosfato de adenosina (ATP) de alta energía. En su lugar, el estallido respiratorio genera especies reactivas de oxígeno (ROS, *reactive oxygen species*), que sirven para matar a los microbios invasores. El desencadenante de esta reacción es la activación de una enzima NADPH oxidasa (NOX) situada en la superficie exterior de la membrana celular de los neutrófilos. (Las enzimas NOX se describen en el capítulo 8 y sus múltiples funciones se muestran en la tabla 8.2). Esta enzima cataliza la reducción de un solo electrón del O_2 para formar el radical superóxido ($O_2^{\cdot}$), con el NADPH como donante de electrones:

$$O_2 + NADPH \rightarrow O_2^{\cdot} + NADP + H^+ \tag{9.1}$$

123

Tabla 9.1	Enfermedades en que la inflamación tiene un papel importante	
Aguda	**Crónica**
Síndrome coronario agudo	Enfermedad de Alzheimer
Síndrome de dificultad respiratoria aguda	Aterosclerosis
Anafilaxia	Enfermedades autoinmunes
Asma	Miocardiopatía (isquémica)
Neumonía organizada criptogénica	Enfermedad pulmonar obstructiva crónica
Hepatitis (no infecciosa)	Diabetes (tipo II)
Nefritis intersticial	Enfermedad inflamatoria intestinal
Pancreatitis	Enfermedad pulmonar intersticial
Neumonitis por radiación	Degeneración macular
Lesión por reperfusión	Trastornos neurodegenerativos
Septicemia con fallo multiorgánico	Enfermedad pulmonar ocupacional
Lesión pulmonar aguda relacionada con la transfusión	Osteoartritis
Púrpura trombocitopénica trombótica	Enfermedad de Parkinson

Tales radicales superóxido se generan fuera de la célula (figura 9.1), para combatir a los microbios invasores. Esta acción no se atribuye a los radicales superóxido en sí, sino a la propensión de estos radicales a combinarse y formar peróxido de hidrógeno (H_2O_2); es decir:

$$2O_2^{\cdot} + 2H^+ \rightarrow H_2O_2 + O_2 \tag{9.2}$$

Como se mencionó en el capítulo 8, se trata de una *reacción de dismutación*, porque la misma especie química se oxida y se reduce a la vez (en este caso, los radicales superóxido donan y aceptan electrones). Esta reacción es casi instantánea cuando es catalizada por la enzima superóxido dismutasa. El peróxido de hidrógeno es tanto microbicida como citotóxico, pero estos efectos se deben más que nada a la producción de especies químicas más tóxicas (véase a continuación).

Ácido hipocloroso

Los gránulos citoplasmáticos de los neutrófilos son ricos en la enzima mieloperoxidasa, que se libera por la degranulación de los neutrófilos. Esta enzima promueve la cloración del peróxido de hidrógeno (H_2O_2) para formar ácido hipocloroso (HOCl):

$$H_2O_2 + Cl^- + H^+ \rightarrow HOCl + H_2O \qquad (9.3)$$

Esta reacción involucra a alrededor de 30% del O_2 consumido durante el estallido respiratorio (3).

El producto final, el HOCl, es un potente agente oxidante que tiene actividad bactericida, fungicida y viricida. (El hipoclorito de sodio, la sal sódica del HOCl, es el principal ingrediente del cloro doméstico). Además de sus efectos microbicidas, el HOCl es importante en las lesiones inflamatorias de los tejidos (véase más adelante).

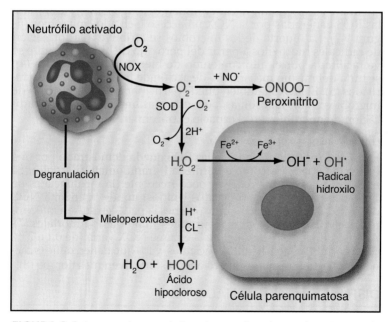

FIGURA 9.1 Las reacciones químicas desencadenadas por la activación de la enzima NADPH oxidasa (NOX) en la membrana celular de los neutrófilos. SOD, superóxido dismutasa. Consulte el texto para ampliar la explicación.

Radical hidroxilo

El peróxido de hidrógeno también puede aceptar un solo electrón del hierro (Fe^{2+}) para formar el altamente destructivo radical hidroxilo; es decir:

$$H_2O_2 + Fe^{2+} \rightarrow Fe^{3+} + OH^{\cdot} + OH^{-} \qquad (9.4)$$

El Fe^{2+} es hierro ferroso (reducido), el Fe^{3+} es hierro férrico (oxidado), el $OH^{\cdot}$ es el radical hidroxilo y el OH^{-} es el ion hidroxilo. Esta reacción no se ve favorecida en el líquido extracelular, por la escasez de hierro libre. Sin embargo, el peróxido de hidrógeno puede entrar con facilidad en las células y generar radicales hidroxilo cuando encuentra hierro ferroso; esta es una fuente prominente de lesión celular oxidativa y es también un mecanismo importante para la eliminación de microbios por fagocitosis.

Fagocitosis

Es la primera línea de defensa contra los microbios invasores. La ubicación de la enzima NOX en la porción externa de la membrana celular es muy adecuada para este proceso. Es decir, cuando la membrana celular se invagina para engullir a los microbios, la enzima está orientada hacia el lumen del fagosoma, y esto da a las ROS generadas por la NOX un acceso fácil a los microbios (figura 9.2). La muerte de los microbios se atribuye a la formación de radicales hidroxilos a partir del peróxido de hidrógeno, que se ve facilitada por el alto contenido de hierro de las bacterias (4); se trata del mismo mecanismo de acción de los antibióticos bactericidas (5). El HOCl también puede participar en la eliminación de microbios en los fagosomas, pero está más implicado en la erradicación de microbios en el espacio extracelular.

Enfermedad granulomatosa crónica

El impacto antimicrobiano de las ROS queda demostrado por una condición conocida como enfermedad granulomatosa crónica. Se trata de un trastorno genético poco frecuente (la incidencia es de 1:200 000 nacimientos en Estados Unidos) donde la enzima NOX de los fagocitos es defectuosa, y quienes la padecen sufren infecciones bacterianas y micóticas recurrentes y en potencia mortales (7). Además, el déficit funcional de la enzima NOX varía (de 0.1 a 27% de lo normal) en los distintos pacientes, y los que tienen déficits menos graves tienen menos infecciones y sobreviven más tiempo (8).

DISFUNCIÓN ENDOTELIAL

El endotelio es más que una barrera entre el torrente sanguíneo y el tejido parenquimatoso, ya que también participa en el mantenimiento del flujo sanguíneo. El principal elemento en este esfuerzo es el óxido nítrico, un radical libre (clasificado como "especie

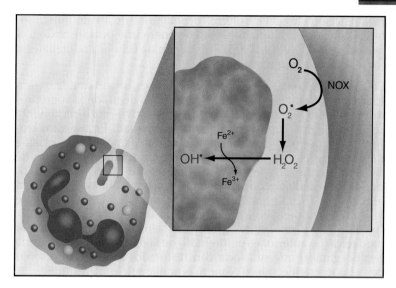

FIGURA 9.2 El principal mecanismo de eliminación de microbios por fagocitosis. Consulte el texto para ampliar la explicación.

reactiva de nitrógeno") producido en las células endoteliales y el músculo liso vascular que promueve la vasodilatación e impide la adhesión de leucocitos y plaquetas a la superficie endotelial (9). La respuesta inflamatoria altera el comportamiento del endotelio; es decir, los leucocitos y las plaquetas se adhieren a la superficie endotelial, y las uniones estrechas entre las células endoteliales se interrumpen, lo que permite que los leucocitos y otros productos de la inflamación pasen a los tejidos afectados (2). Estos cambios son adaptativos, pero también pueden ser nefastos, ya que el aumento de la adhesividad de las plaquetas favorece la trombosis microvascular, y la interrupción de la barrera endotelial puede provocar un edema excesivo.

Función de las ROS

El acontecimiento que incita a la disfunción endotelial asociada con la inflamación es la activación de la enzima NOX en la superficie de las células endoteliales (2,10). La subsiguiente producción de radicales superóxido contribuye a promover la adhesión de los leucocitos al endotelio y a alterar las uniones estrechas entre las células endoteliales. Parte de esto es un efecto directo y otra parte se debe a la reacción de los radicales superóxido con el óxido nítrico (NO·):

$$O_2^{·} + NO^{·} \rightarrow ONOO^{-} \tag{9.5}$$

Esta reacción elimina los efectos beneficiosos del óxido nítrico sobre la función endotelial y también genera una potente toxina, el peroxinitrito ($ONOO^-$), capaz de dañar las células endoteliales y los tejidos más profundos (11).

La disfunción endotelial en las condiciones inflamatorias es, entonces, resultado del "estrés oxidativo" (es decir, de la sobreproducción de ROS), y el grado de estrés oxidativo está directamente relacionado con la gravedad de la enfermedad. En estudios realizados con células endoteliales cultivadas, la adición de plasma de personas con choque septicémico estimula la producción de ROS en las células, y la magnitud de la respuesta es mayor en los pacientes con enfermedad más grave y en los que no sobreviven al trastorno (12). La producción continuada de ROS por parte de las células endoteliales agota los antioxidantes intracelulares (13), lo cual magnifica el estrés oxidativo y el riesgo de lesión celular oxidativa. Lo anterior es un preludio de la disfunción inflamatoria multiorgánica, que se asocia con resultados letales en personas con choque septicémico (véase más adelante).

LESIÓN TISULAR INFLAMATORIA

La concentración de ROS puede llegar al rango milimolar en zonas de inflamación (9), eso crea riesgo de daño oxidativo tanto en la matriz extracelular como en las células del parénquima. (*Nota:* no todas las ROS pueden medirse. Especies como el radical superóxido y el radical hidroxilo reaccionan casi de forma instantánea, por lo que los productos de sus reacciones se utilizan para inferir su presencia).

Matriz extracelular

La matriz extracelular (ECM, *extracellular matrix*) es un complejo entramado de proteínas (p. ej., colágeno, elastina) y complejos de azúcares y proteínas (p. ej., sulfato de condroitina) que difiere en cada uno de los órganos principales. La ECM es vulnerable al daño oxidativo, porque sus componentes tienen una tasa de recambio lenta (14) y existe escasa protección antioxidante en los líquidos extracelulares (15).

Las principales fuentes de daño oxidativo en la ECM son el peroxinitrito y la mieloperoxidasa (14). El primero altera las proteínas de la ECM a través de la "nitración", proceso se ha implicado en varios trastornos, sobre todo en la enfermedad de Alzheimer (16) y en la de Parkinson (17). La mieloperoxidasa (MPO) se une a las proteínas de la ECM y crea un nido para la producción de HOCl, que oxida con facilidad las proteínas circundantes (14). Las proteínas oxidadas se unen más fácilmente a la MPO, lo que conduce a mayor oxidación de las proteínas. Este sistema de retroalimentación positiva propicia daño oxidativo generalizado en la ECM (18). La HOCl también inactiva la α1-antiproteasa (antes α1-antitripsina), que promueve la degradación de las proteínas de la ECM por las enzimas proteasas (9). El daño de la ECM por la MPO y la HOCl es importante en las enfermedades cardiovasculares, como se describe en la última sección de este capítulo.

Dolor inflamatorio

Los estudios en animales sobre la percepción del dolor muestran que el tratamiento con un mimético de la superóxido dismutasa (la enzima que promueve la conversión de los radicales superóxido en peróxido de hidrógeno) reduce la respuesta de dolor a la inflamación (19). Esto implica a los radicales superóxido como fuente de dolor inflamatorio; un hallazgo apoyado por la evidencia de que la superóxido dismutasa es inactivada por la producción inflamatoria de peroxinitrito (20), con lo que promueve la sobreabundancia de radicales superóxido en las zonas de inflamación. Estos hallazgos tienen importantes implicaciones en el desarrollo de analgésicos no opiáceos para la inflamación dolorosa.

Lesión celular oxidativa

El peróxido de hidrógeno puede producir los altamente destructivos radicales hidroxilo en la ECM (figura 9.1), pero esa reacción está limitada por la escasa disponibilidad de hierro libre y por la disminución del hierro extracelular que se asocia con la inflamación (21). Sin embargo, un mecanismo favorecido para la lesión celular oxidativa es el movimiento del peróxido de hidrógeno hacia las células del parénquima, donde genera radicales hidroxilo cuando encuentra hierro ferroso (Fe^{2+}). Los radicales hidroxilos son los más dañinos de todas las ROS, como se describe en el capítulo 8.

El ácido hipocloroso (HOCl) también se considera una fuente importante de lesión celular oxidativa; este agente oxida todo tipo de moléculas orgánicas, pero se dirige especialmente al aminoácido cisteína. Las proteínas que tienen cisteína en su sitio activo son inactivadas de inmediato por el HOCl; tales proteínas incluyen el glutatión (el principal antioxidante intracelular) y la óxido nítrico sintasa (la fuente del óxido nítrico) (22). La inactivación de estas dos proteínas aumenta de manera significativa el riesgo de daño oxidativo en condiciones inflamatorias.

ROS INFLAMATORIAS Y ENFERMEDADES

La participación de las ROS en las numerosas facetas de la respuesta inflamatoria se resume en la tabla 9.2. Parece claro que las ROS son una característica esencial de la respuesta inflamatoria

Tabla 9.2   Participación de las ROS en la respuesta inflamatoria

Componente	Implicación de las ROS
Activación de los neutrófilos	El estallido respiratorio se dedica sólo a la producción de ROS
Adhesión de los leucocitos al endotelio	Facilitado por las ROS generadas por NOX
Movimiento de leucocitos a través del endotelio	Facilitado por las ROS generadas por NOX
Eliminación de microbios	Los radicales hidroxilos y el ácido hipocloroso son microbicidas
Lesión de la matriz extracelular	Los principales factores son la mieloperoxidasa, el ácido hipocloroso y el peroxinitrito
Dolor inflamatorio	Los radicales superóxido tienen participación importante
Lesión celular inflamatoria	Lesión oxidativa a través de los radicales hidroxilo y el ácido clorhídrico

NOX, enzima NADPH oxidasa.

y son importantes tanto en los beneficios (es decir, las acciones antimicrobianas) como en los efectos perjudiciales (es decir, la lesión de los tejidos) de la inflamación. Esto significa que también participan en las diversas enfermedades relacionadas con la inflamación, como las mencionadas en la tabla 9.1. Los siguientes ejemplos destacan la participación de las "ROS inflamatorias" en dos de las afecciones más prevalentes y letales de los tiempos modernos.

Enfermedades cardiovasculares

Son la principal preocupación sanitaria en los países desarrollados y la primera causa de muerte en Estados Unidos (23). Las ROS inflamatorias están implicadas en todas las formas de enfermedad cardiovascular.

Aterosclerosis

La afección clave en la enfermedad cardiovascular es la aterosclerosis, una inflamación crónica impulsada por la infiltración de neutrófilos y macrófagos en el espacio subendotelial de los vasos sanguíneos (24). En el proceso intervienen las lipoproteínas de baja densidad (LDL, *low-density lipoproteins*), un vehículo de transporte del colesterol formado por 50% de colesterol, 25% de proteínas (llamadas apolipoproteínas B) y 25% de fosfolípidos. Está bien documentada la asociación entre las concentraciones de LDL circulante y el riesgo de enfermedad arterial coronaria (25), pero las LDL nativas no son el problema. Las LDL se acumulan en el espacio subendotelial, donde son oxidadas por el HOCl de los neutrófilos activados (26). La forma oxidada de las LDL es citotóxica y es captada por los macrófagos, lo que da origen a las "células espumosas", que son el sello distintivo de los ateromas en desarrollo (27). Las LDL oxidadas o "aterogénicas" también promueven la quimiotaxis de los leucocitos, lo que prolonga aún más la inflamación localizada. La participación de las ROS en la aterogénesis se confirma en estudios que demuestran que la mieloperoxidasa (MPO) es catalíticamente activa en los ateromas humanos, y que la MPO es más abundante en las placas ateromatosas avanzadas (22).

En la aterosclerosis también interviene la lipoproteína de alta densidad (HDL, *high-density lipoprotein*), un vehículo de transporte del colesterol que es más pequeño y compacto que su homólogo LDL. A diferencia de las LDL, que depositan el colesterol en los tejidos, las HDL recogen el colesterol y lo transportan de vuelta al hígado. Esta acción confiere a las HDL un papel protector en la aterosclerosis, como demuestra la relación inversa entre sus niveles y el riesgo de enfermedad arterial coronaria (28). Sin embargo, las HDL pueden oxidarse (sobre todo por el HOCl), tras lo cual pierden la capacidad de eliminar el colesterol y dejan de proteger contra la aterosclerosis (22,28).

Enfermedad arterial coronaria

Las ROS cuentan de manera definitiva con un papel en el desarrollo de las enfermedades de las arterias coronarias, y muchos de los estudios que documentan la presencia de MPO y HOCl en placas de ateroma evidencian lesiones de las arterias coronarias (22). Además, las concentraciones plasmáticas de MPO muestran una correlación directa con la presencia y la gravedad de la enfermedad de las arterias coronarias (22,29), y en pacientes de alto riesgo con dolor torácico, los niveles plasmáticos de MPO pueden predecir la probabilidad de un evento cardiaco adverso durante los siguientes seis meses (30). Las ROS inflamatorias también pueden participar en la rotura de la placa (el evento crítico en el infarto agudo de miocardio), porque los estudios de autopsia en humanos han mostrado una tinción extensa de MPO en el sitio de la ruptura de la placa (22).

Remodelación

Al infarto agudo de miocardio le sigue un complejo conjunto de cambios anatómicos y estructurales (conocidos como "remode-

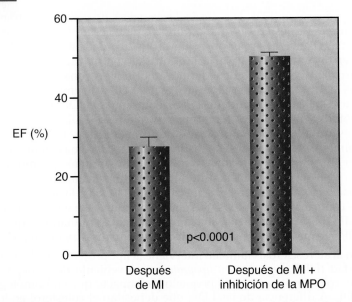

FIGURA 9.3 Fracción de eyección (EF, *ejection fraction*) del ventrículo izquierdo tres semanas después de la oclusión coronaria aguda en animales de laboratorio tratados con un inhibidor de la mieloperoxidasa (MPO) y en animales de control no tratados. La altura de las barras representa los valores medios y las barras cruzadas son los errores estándar de la media. MI, infarto de miocardio (*myocardial infarction*). Datos de la referencia 32.

lación") que alteran la función miocárdica, y las ROS inflamatorias están implicadas en este proceso (22). Los ratones de laboratorio modificados para presentar deficiencia de MPO (ratones MPO-*knockout*) muestran una disfunción ventricular mucho menor semanas después de un infarto de miocardio, en comparación con los animales de control (31). Estudios en animales también han demostrado que la administración diaria de un inhibidor de la MPO tras un infarto agudo de miocardio se asocia con la mejora de la función ventricular luego de tres semanas (figura 9.3) (32).

Comentario

El tratamiento de las enfermedades cardiovasculares suele centrarse en las consecuencias del padecimiento; por ejemplo, el manejo de la insuficiencia cardiaca congestiva incluye diuréticos para la congestión venosa y la vasodilatación sistémica para promover el gasto cardiaco, y el tratamiento de la hipertensión se dirige a reducir la presión arterial. Estas terapias quizá reduzcan las complicaciones, pero no influyen en la enfermedad en sí. La función de las ROS inflamatorias en la enfermedad arterial coronaria, y en la disfunción miocárdica posterior al infarto, presenta oportunidades para las terapias antioxidantes que se dirigen en realidad al proceso de la enfermedad. Sin embargo, ha habido poco interés en este enfoque, por ejemplo, los beneficios potenciales de la inhibición de la MPO en la enfermedad arterial coronaria se reconocieron unos 15 años antes de la publicación de este libro (33), y los resultados alentadores con la inhibición de la MPO mostrados en la figura 9.3 se publicaron hace más de cinco años. A pesar de lo anterior, no hay interés aparente en evaluar los inhibidores de la MPO en los ensayos clínicos. La atención a los beneficios potenciales de la terapia dirigida al estrés oxidativo está ciertamente justificada.

Septicemia

Definida como una respuesta desregulada del huésped a la infección que da lugar a una disfunción orgánica potencialmente mortal, se reconoce que la septicemia es un problema sanitario mundial (34). La disfunción multiorgánica en esta afección se atribuye a la inflamación sistémica persistente o progresiva (35). Varios estudios demuestran la existencia de una lesión oxidativa en los casos graves de septicemia (36-38), y la magnitud de la lesión oxidativa está directamente relacionada con los resultados letales (37), como se muestra en la figura 9.4. También hay pruebas de la

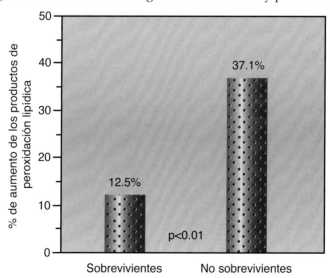

FIGURA 9.4 Comparación del aumento de los productos de peroxidación lipídica (un marcador de estrés oxidativo) en pacientes supervivientes y no supervivientes con septicemia en la Unidad de cuidados intensivos. Datos de la referencia 37.

deficiencia de antioxidantes en los casos avanzados de septicemia (38), lo que aumenta el riesgo de lesión tisular oxidativa.

A pesar de la gran cantidad de pruebas que implican a las ROS inflamatorias en el fallo orgánico asociado con septicemia, hay poco entusiasmo por el uso de antioxidantes en esta enfermedad. Los estudios experimentales con antioxidantes seleccionados muestran resultados inconsistentes (39,40), pero son ensayos con importantes deficiencias (el capítulo 12 presenta un análisis de esas deficiencias).

RESUMEN

Como se observa en la tabla 9.2, las ROS participan en varios aspectos de la respuesta inflamatoria, incluidos los efectos beneficiosos de la inflamación (es decir, la eliminación de microbios por fagocitosis) y sus consecuencias perjudiciales (es decir, la lesión tisular). La participación de las ROS en la lesión tisular inflamatoria asegura que estas especies están involucradas en las diversas enfermedades donde la lesión tisular patológica se atribuye a inflamación (tabla 9.1). Esto se manifiesta por la participación de las ROS en dos de las entidades patológicas más dominantes en los tiempos modernos: las enfermedades cardiovasculares y la septicemia. El papel fundamental de las ROS en muchas enfermedades clínicas crea oportunidades para la terapia antioxidante que aún no se han aprovechado.

REFERENCIAS

1. Turk JL. Inflammation: John Hunter's A Treatise on the Blood, Inflammation, and Gun-shot Wounds. Int J Exp Path 1994; 75:385-395.
2. Mittal M, Siddiqui MR, Tran K, et al. Reactive oxygen species in inflammation and tissue injury. Antiox Redox Signal 2014; 20:1126-1167.
3. Hurst JK, Barrette WC. Leukocyte oxygen activation and microbicidal oxidative toxins. Crit Rev Biochem Molec Biol 1989; 24:271-328.
4. Andrews S, Norton I, Salunkhe AS, et al. Control of iron metabolism in bacteria. In: Banci L, ed. Metallomics and the Cell. New York: Springer, 2013:203-239.
5. Kohanski MA, Dwyer DJ, Hayete B, et al. A common mechanism of cellular death induced by bactericidal antibiotics. Cell 2007; 130:797-810.
6. Droge W. Free radicals in the physiological control of cell function. Physiol Rev 2002; 82:47-95.
7. Winkelstein JA, Marino MC, Johnston RB et al. Chronic granulomatous disease. Report on a national registry of 368 patients. Medicine (Baltimore) 2000; 79:155-169.
8. Kuhns DB, Alvord G, Heller T, et al. Residual NADPH oxidase and survival in chronic granulomatous disease. N Engl J Med 2010; 363:2600-2610.

9. Halliwell B, Gutteridge JMC. Redox chemistry: the essentials. In: Free Radicals in Biology and Medicine. 5th ed, Oxford: Oxford University Press, 2015:30-76.

10. Montezano AC, Touyz RM. Reactive oxygen species and endothelial function – role of nitric oxide synthase uncoupling and Nox family nicotinamide adenine dinucleotide phosphate oxidases. Basic Clin Pharmacol Toxicol 2011; 110:87-94.

11. Radi R. Oxygen radicals, nitric oxide, and peroxynitrite: Redox pathways in molecular medicine. Proc Nat Acad Sci 2018; 115:5839-5848.

12. Huet O, Obata R, Aubron C, et al. Plasma-induced endothelial oxidative stress is related to the severity of septic shock. Crit Care Med 2007; 35:821-826.

13. Huet O, Cherreau C, Nicco C, et al. Pivotal role of glutathione depletion in plasma-induced endothelial oxidant stress during sepsis. Crit Care Med 2008; 36:2328-2334.

14. Chuang CY, Degendorfer G, Davies MJ. Oxidation and modification of extracellular matrix and its role in disease. Free Rad Res 2014; 48:970-989.

15. Halliwell H, Gutteridge JMC. The antioxidants in human extracellular fluids. Arch Biochem Biophys 1990; 280:1-8.

16. Smith MA, Harris PLR, Sayre LM, et al. Widespread peroxynitrite-mediated damage in Alzheimer's disease. J Neurosci 1997; 17:2653-2657.

17. Good PF, Hsu A, Werner P, et al. Protein nitration in Parkinson's disease. J Neuropath Exp Neurol 1998; 57:338-342.

18. Cai H, Chuang CY, Hawkins CL, Davies MJ. Binding of myeloperoxidase to the extracellular matrix of smooth muscle cells and subsequent matrix modification. Sci Rep 2020; 10:666.

19. Wang Z-Q, Porreca F, Cuzzocrea S, et al. A newly identified role for superoxide in inflammatory pain. J Pharmacol Exp Therap 2004;309:869-878.

20. MacMillan-Crow LA, Cruthirds DL. Manganese superoxide dismutase in disease. Free Radic Res 2001; 34:325-326.

21. Goldblum SE, Cohen DA, Jay M, McClain CJ. Interleukin 1-induced depression of iron and zinc: Role of granulocyte and lactoferrin. Am J Physiol 1987; 252:E27-E32.

22. Ndrepepa G. Myeloperoxidase–A bridge linking inflammation and oxidative stress with cardiovascular disease. Clin Chim Acta 2019; 493:36-51.

23. Kochanek KD, Xu J, Arias E. Mortality in the United States, 2019. NCHS data brief, No. 395, December 2020. (Available at www.cdc.gov/nchs)

24. Swirski FK, Nahrendorf M. Leukocyte behavior in atherosclerosis, myocardial infarction, and heart failure. Science 2013; 339:161-166.

25. MRC/BHF Heart Protection Study of cholesterol lowering with simvastatin in 20,536 high-risk individuals: a randomized placebo-controlled trial. Lancet 2002; 360:7-22.

26. Daugherty A, Dunn JL, Rateri DL, Heinecke JW. Myeloperoxidase: a catalyst for lipoprotein oxidation, is expressed in human atherosclerotic lesions. J Clin Invest 1994; 94:437-444.

27. Steinberg D, Parthasarathy S, Carew TE, et al. Beyond cholesterol. Modifications of low-density lipoprotein that increase its atherogenicity. N Engl J Med 1989; 320:915-924.

28. Rye KA, Barter PJ. Cardioprotective functions of HDL. J Lipid Res 2014; 55:168-179.

29. Teng N, Maghzal GJ, Talib J, et al. The roles of myeloperoxidase in coronary artery disease and its potential implication in plaque rupture. Redox Report 2017; 22:51-73.

30. Brennan M-L, Penn MS, Van Lente F, et al. Prognostic value of myeloperoxidase in patients with chest pain. N Engl J Med 2003; 349:1595-1604.

31. Vasilyev N, Williams T, Brennan M-L, et al. Myeloperoxidase-generated oxidants modulate left ventricular remodeling but not infarct size after myocardial infarction. Circulation 2005; 112:2812-20.

32. Ali M, Pulli B, Courties G, et al. Myeloperoxidase inhibition improves ventricular function and remodeling after experimental myocardial infarction. JACC: Basic Trans Sci 2016; 1:633-643.

33. Malle E, Furtmuller PG, Sattler W, Obinger. Myeloperoxidase: a target for new drug development? Br J Pharmacol 2007; 152:838-854.

34. Reinhart K, Daniels R, Kissoon N, et al. Recognizing sepsis as a global health priority. N Engl J Med 2017; 377:414-417.

35. Pinsky MR, Matuschak GM. Multiple systems organ failure: failure of host defense mechanisms. Crit Care Clin 1989; 5:199–220.

36. Ware L, Fessel JP, May AK, Roberts II LJ. Plasma biomarkers of oxidant stress and development of organ failure in severe sepsis. Shock 2011; 36:12-17.

37. Motoyama T, Okamoto K, Kukita I, et al. Possible role of increased oxidant stress in multiple organ failure after systemic inflammatory response syndrome. Crit Care Med 2003; 31:1048-1052.

38. Goode HF, Cowley HC, Walker BE, et al. Decreased antioxidant status and increased lipid peroxidation in patients with septic shock and secondary organ dysfunction. Crit Care Med 1995; 23:646-651.

39. Marik PE, Khangoora V, Rivera R, et al. Hydrocortisone, vitamin C, and thiamine for the treatment of severe sepsis and septic shock: A retrospective before-after study. Chest 2017; 151:1229-1238.

40. Hwang SY, Ryoo SM, Park JE, et al. Combination therapy of vitamin C and thiamine for septic shock: a multi-centre, double-blinded randomized, controlled study. Intensive Care Med 2020; 46:2015-2025.

10

¿Qué tienen en común el oxígeno y la radiación ionizante?

> "Supongamos que los efectos biológicos de la exposición a la radiación nuclear no son diferentes de los de respirar oxígeno".
>
> James Lovelock (1)

A primera vista, podría parecer que un gas que da vida (es decir, el oxígeno) tiene poco en común con las emanaciones mortales del desastre de Chernóbil (la radiación ionizante). Sin embargo, una mirada más atenta revela una serie de características compartidas por ambas entidades. Para empezar, las dos son fuentes de energía, es decir, la radiación ionizante ilumina las estrellas y alimenta el Universo, mientras que el oxígeno alimenta la mayoría de las formas de vida en la Tierra. Además, ambos eliminan los electrones de los átomos o las moléculas (el oxígeno a través de una reacción química, y la radiación ionizante a través de pulsos de energía), y esto les confiere la capacidad de alterar componentes celulares vitales como los lípidos de la membrana, el DNA y las proteínas celulares. La última característica que comparten el oxígeno y la radiación ionizante es una validación de la propuesta de la cita introductoria; es decir, las *especies reactivas del oxígeno son las principales responsables de los efectos dañinos de la radiación ionizante,* al igual que el oxígeno. Esta última característica es el objetivo principal de este capítulo. Aunque el tema tiene alcance limitado, se incluye porque arroja luz sobre la naturaleza destructiva del oxígeno.

HISTORIA TEMPRANA DE LA RADIACIÓN

La última parte del siglo XIX fue un periodo de intensa actividad en la ciencia y la industria, con la introducción de la luz eléctrica, el teléfono y el automóvil, junto con el descubrimiento de las partículas subatómicas, los rayos X y la radiactividad. El nacimiento de la ciencia de la radiación ocurrió en noviembre de 1895, cuando Wilhelm Röntgen descubrió que los tubos de rayos catódicos podían emitir unos misteriosos "rayos X" que atravesaban el papel, el cartón e incluso la carne humana. Cuatro meses después (en marzo de 1896), el físico francés Henri Becquerel informó que las sales de uranio emitían un tipo similar de rayos penetrantes, pero lo hacían de forma espontánea. Uno de los asistentes de investigación de Becquerel era una científica polaca recién casada

137

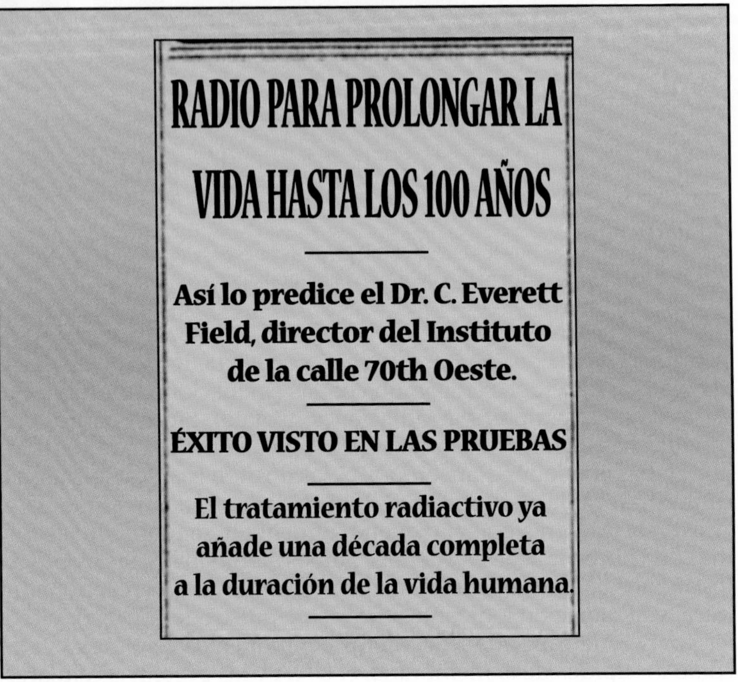

RADIO PARA PROLONGAR LA VIDA HASTA LOS 100 AÑOS

Así lo predice el Dr. C. Everett Field, director del Instituto de la calle 70th Oeste.

ÉXITO VISTO EN LAS PRUEBAS

El tratamiento radiactivo ya añade una década completa a la duración de la vida humana.

FIGURA 10.1 Encabezado de un artículo de primera página en *The New York Herald* del 14 de octubre de 1921. Afirmaciones como ésta fueron las responsables de la popularidad del radio como ayuda milagrosa para la salud, a pesar de las pruebas de que el radio dañaba los tejidos.

de nombre Marie Curie. Dos años después del descubrimiento del uranio (en 1898), ella y su marido Pierre descubrieron otra fuente de rayos penetrantes, el radio, que exhibía un poder de penetración un millón de veces superior al del uranio. Los Curie también observaron que los rayos penetrantes del uranio y del radio podían "ionizar" el aire circundante, haciendo que éste condujera la electricidad. Marie Curie introdujo el término *radiactividad* para describir esta "radiación ionizante".

Los efectos nocivos de la radiación ionizante fueron experimentados tanto por Becquerel como por los Curie. Henri Becquerel desarrolló una quemadura en la piel por un frasco de radio que llevaba en el bolsillo de su chaleco, y ambos Curie sufrieron quemaduras en los dedos al manipular muestras de radio; estos materiales producían dolorosas lesiones ulceradas que tendían a progresar en lugar de resolverse (lo que no es sorprendente, teniendo en cuenta que el isótopo de radio con el que trabajaban tiene vida media de 1600 años). En reconocimiento del potencial dañino del radio, Pierre Curie incluyó la siguiente afirmación en su discurso de aceptación del Premio Nobel de Física de 1903: *"Es posible concebir que, en manos criminales, el radio pueda resultar muy peligroso"* (2). (Esta afirmación habría sido más clarividente si Pierre hubiera utilizado los términos "militares" o "políticas" en lugar de "criminales", aunque en algunos casos pareciera que son intercambiables).

Percepciones erróneas del público

A principios del siglo XX se publicaron pruebas de que la exposición a los elementos radiactivos era una fuente de lesiones en los tejidos, y el radio se estaba evaluando para erradicar crecimientos anormales en la piel. Sin embargo, en las primeras décadas del siglo XX, el radio se percibía de forma común como una sustancia milagrosa (fue llamado "sol líquido") capaz de curar una multitud de males, incluida la vejez (figura 10.1). En 1914, la American Medical Association lo incluyó en su lista de nuevas terapias y, en Estados Unidos, estaba fácilmente disponible en tónicos rejuvenecedores, cremas para la piel, jabones e incluso un suspensorio (The Radio-endocrinator) para estimular la libido. Parece poco probable que muchos de estos productos contuvieran radio en verdad, ya que su costo (en 1917) era de $120 000 (USD) por gramo, equivalentes a unos $2.2 millones (USD) en la actualidad. Sin embargo, una pasta de dientes enriquecida con radio disponible en Alemania se utilizó experimentalmente en el descubrimiento de los neutrones (3).

Las chicas del radio

Durante la época de su popularidad, el radio se utilizaba para iluminar los números y las esferas de los instrumentos militares y las caras de los relojes. Un grupo de mujeres jóvenes —que llegaron a ser conocidas como "las chicas del radio"— lo aplicaba como pintura utilizando pinceles delgados de pelo de camello (4). La aplicación precisa de la pintura de radio se lograba humedeciendo el pincel entre los labios para afinar la punta. Esta técnica de "afinar con los labios" no levantó ninguna señal de alarma, ya que el radio era considerado como seguro. La primera señal de problemas se produjo en 1921, cuando una de las chicas del radio desarrolló un implacable dolor de mandíbula y una ulceración de la mucosa oral. La afección progresó con rapidez y, en unos meses, toda la mandíbula inferior se había necrosado y abscesado. Empezaron a desprenderse fragmentos necrosados del maxilar en su boca, y la mandíbula entera fue extirpada así, sin cirugía. Las consultas con numerosos dentistas y médicos no lograron un diagnóstico definitivo, y 11 meses después de la aparición de la afección, la necrosis de la mandíbula inferior se introdujo en la vena yugular interna, y la joven de 24 años de edad murió por hemorragia en la boca.

Para 1925, unas 50 mujeres habían desarrollado una condición similar a causa del manejo del radio. En ese año se publicó un informe que lo implicaba como la causa de esa condición, sin embargo, el tema recibió poca atención y el radio siguió disponible para el consumo público. Como era de esperarse, hizo falta la muerte de un miembro destacado de la sociedad para que sonara la alarma. Un magnate del acero llamado Eben Byers había ingerido miles de botellas de un tónico radiactivo (Radiothor), tal y como se lo había recetado su médico, y desarrolló una agresiva necrosis mandibular y murió (en 1931). Poco después de su sonada muerte, la Federal Trade Commission emitió una orden de "cese y desistimiento" contra el tónico Radiothor, lo que anunció la caída de la industria del radio. Tuvieron que pasar otros seis años para que una agencia gubernamental reconociera de forma oficial que "las chicas del radio" eran víctimas de la exposición a ese material en el lugar de trabajo; la mayoría de ellas ya habían muerto para entonces, pero su historia impulsó la aparición de la Occupational Safety and Health Administration.

Comentario

El relato histórico citado no pretende ser sólo un interesante relato, sino que se incluye porque el persistente desconocimiento y el desprecio por los efectos nocivos de la radiación (lo que duró entre 30 y 40 años) no difiere tanto de la perspectiva actual respecto del oxígeno. Es evidente que el público en general desconoce los peligros del oxígeno, a pesar de que ingiere antioxidantes con entusiasmo, y no prescinden del envoltorio de celofán y los envases de plástico bien cerrados que protegen a los alimentos de los efectos dañinos de este gas. En cuanto a la comunidad médica, el desconocimiento de la toxicidad del oxígeno se evidencia por un estudio de más de 100 000 muestras de gases sanguíneos arteriales de pacientes que recibían oxígeno suplementario, que mostró que los niveles de PO_2 arteriales eran excesivamente altos en 75% de las muestras (5).

MECANISMOS COMPARTIDOS

Al igual que el oxígeno, la radiación ionizante desplaza los electrones de las moléculas, lo que crea la capacidad de alterar y dañar los componentes vitales de la célula (es decir, los lípidos de la membrana, el DNA y las proteínas celulares). El daño a la molécula de DNA ha sido el principal punto de atención de los estudios

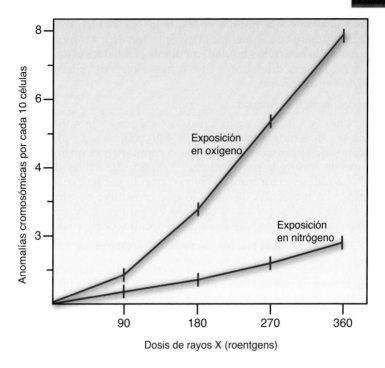

FIGURA 10.2 Efectos de dosis crecientes de irradiación X en las anomalías cromosómicas de microesporas de plantas, en presencia y ausencia de oxígeno. Datos de la referencia 7.

sobre las lesiones por radiación, pues es muy similar al asociado con el estrés oxidativo (descrito en el capítulo 8). Una excepción es la tendencia a que el daño por radiación se produzca en racimos, lo que resulta más difícil de reparar (6).

Oxígeno como radiosensibilizador

Las primeras observaciones revelaron que el daño al DNA inducido por la radiación era mucho mayor en presencia de oxígeno. Esto se demuestra en la figura 10.2, que describe los efectos de la irradiación X sobre las aberraciones cromosómicas en microesporas de plantas en presencia y ausencia de oxígeno (7). Este efecto "radiosensibilizador" del oxígeno desempeña una función importante en la eficacia de la radioterapia para el tratamiento de los tumores malignos. El crecimiento de los tumores suele ir acompañado de zonas de isquemia dentro de la masa tumoral, a causa de la desorganización vascular, y estas regiones son tres veces más resistentes a la radioterapia que las zonas bien oxigenadas (8). Los intentos de aumentar la oxigenación de los tumores (para promover la radiosensibilidad) mediante la inhalación de oxígeno al 100%, los vasodilatadores y las transfusiones de eritrocitos han tenido éxito limitado.

Especies reactivas de oxígeno

Con base en los efectos sinérgicos del oxígeno y la radiación ionizante, un estudio histórico de 1954 (9) propuso que los efectos dañinos de la radiación y el oxígeno comparten el mismo mecanismo de acción: la producción de "especies reactivas de oxígeno". La radiación ionizante es bien conocida por su capacidad de romper las moléculas de agua, lo que constituye el primer paso de la fotosíntesis (véase el capítulo 7). Esta reacción se conoce como *radiólisis*, y produce radicales hidroxilo (OH·); es decir:

$$H_2O + eV \rightarrow H^+ + e^- + OH^\cdot \qquad (10.1)$$

(en esta expresión, eV alude a son electronvoltios, que son unidades de energía nuclear). El radical hidroxilo es una de las especies reactivas de oxígeno (ROS, *reactive oxygen species*) generadas por el metabolismo del O_2 en las mitocondrias. Es la especie química más reactiva conocida en bioquímica y se le considera como la principal fuente de lesión celular oxidativa (el capítulo 8 presenta una descripción detallada de las ROS y su acción en la lesión celular oxidativa). La producción de radicales hidroxilo también se considera una fuente principal de daño al DNA por la radiación (6,10). Este mecanismo es más probable que el daño directo al DNA, porque el agua es el principal constituyente de las células y es el objetivo más abundante de la radiación.

En un entorno aeróbico a pH fisiológico, la radiólisis también produce peróxido de hidrógeno y radicales superóxido (10), lo que significa que la radiación puede iniciar una secuencia reactiva que es la inversa del metabolismo del O_2. Esto se ilustra en la figura 10.3 (11), que muestra que *la producción de ROS es un mecanismo compartido por los efectos dañinos tanto de la radiación ionizante como del oxígeno*. La capacidad de las radiaciones ionizantes para generar ROS se demuestra con el siguiente ejemplo (10): un pulso de 3.2 MeV de partículas alfa genera unas 2000 ROS, lo que corresponde a una concentración de ROS de unos 19 nM en el núcleo celular. Se esperaría que esa concentración produzca un gran daño oxidativo. La producción de ROS también explicaría por qué las células irradiadas suelen ir acompañadas de daños en las células "espectadoras" circundantes (10), ya que el peróxido de hidrógeno generado por la radiación puede moverse con libertad de una célula a otra.

Costo de respirar aire

La presencia de fragmentos de DNA oxidados en la orina de sujetos sanos indica que existe un bajo nivel de daño oxidativo del DNA durante el metabolismo aeróbico normal. La medición de estos residuos oxidados en la excreción urinaria permite estimar el número de "golpes" de oxidación a la molécula de DNA cada día (en un estudio, esto ascendió a 5×10^{15} golpes de DNA por día para un adulto de tamaño medio) (12). La dosis de radiación necesaria para producir un número similar de impactos de oxidación en el DNA se ha estimado en 1000 milisieverts (mSv) por año (1). Para poner esta dosis de radiación en perspectiva, la tabla 10.1 muestra la dosis de radiación media asociada con algunos procedimientos radiográficos comunes, junto con la dosis anual de radiación que se considera segura. Tenga en cuenta que una dosis de 1000 mSv equivale a 10 000 radiografías de tórax, y es 20 veces superior al límite de seguridad recomendado para la exposición a la radiación. ¡Esto significa que *respirar oxígeno atmosférico durante un año equivale a la exposición a la radiación de 10 000 radiografías de tórax*!

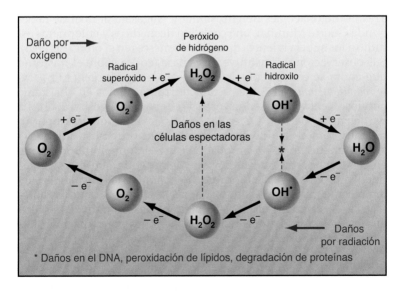

FIGURA 10.3 Participación de las especies reactivas del oxígeno en los efectos dañinos que causa y en la radiación ionizante. Adaptado de la referencia 11. Consulte el texto para ampliar la explicación.

Tabla 10.1	Dosis de radiación en circunstancias específicas
Situación	**Dosis de radiación**
Radiografía de tórax	0.1 mSv
CT de la cabeza	2 mSv
CT craneal con contraste	4 mSv
Angiografía por CT (tórax)	10 mSv
Dosis segura para 1 año[†]	≤50 mSv
Respirar aire durante 1 año[*]	1000 mSv

[†]De la Environmental Protection Agency (epa.gov).

[*]Véase texto para la explicación. mSv, milisieverts. CT, tomografía computarizada.

PROTECCIÓN ANTIOXIDANTE

Tras las detonaciones de Hiroshima y Nagasaki al final de la Segunda Guerra Mundial, una coalición de médicos y enfermeras estudió a los supervivientes durante dos meses (en el otoño de 1945). Sus observaciones constituyeron la base teórica sobre el trastorno que ahora se conoce como *síndrome agudo de radiación* (ARS, *acute radiation syndrome*), que se caracteriza por daños en el sistema nervioso central, la médula ósea y el aparato digestivo (13). La participación de las ROS en la lesión por radiación crea oportunidades para el uso de antioxidantes para prevenir o mitigar el ARS. Aunque no se ha aprobado el uso de ningún antioxidante en el ARS, hay varios estudios que demuestran que esos agentes pueden proporcionar radioprotección, aunque los oncólogos suelen recomendar que los antioxidantes se eviten durante la radioterapia. A continuación se listan algunos de los antioxidantes con eficacia demostrada para reducir las lesiones por radiación. (Los antioxidantes se describen con detalle en el capítulo 12).

Glutatión

Los primeros estudios demostraron que la radiación ionizante inhibía la actividad de las proteínas con grupos sulfhidrilos (SH) (14). Una de estas proteínas es el glutatión, un tripéptido que es importante antioxidante intracelular. Esos estudios impulsaron la evaluación del glutatión como agente radioprotector, y los resultados se muestran en la figura 10.4 (15). En este caso, los ratones de laboratorio expuestos a dosis crecientes de irradiación X mostraron disminución de la tasa de mortalidad si se les pretrataba con glutatión (administrado como dosis única por vía subcutánea, justo antes de la exposición a la radiación). A pesar de resultados tan prometedores como éste, la administración exógena de glutatión es problemática. (Estos problemas se describen en el capítulo 12); sin embargo, existen dos alternativas al glutatión. Una de ellas es la *N*-acetilcisteína, un sustituto del glutatión que se ha utilizado con éxito en las sobredosis de acetaminofeno. La otra alternativa se describe a continuación.

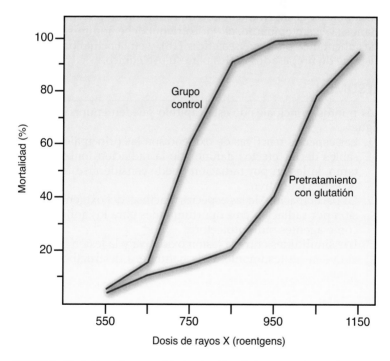

FIGURA 10.4 Tasa de mortalidad a 28 días de la exposición a dosis crecientes de irradiación X en ratones de laboratorio y efecto del tratamiento previo con el antioxidante glutatión (4 mg/g administrados por vía subcutánea justo antes de la irradiación). Datos de la referencia 15.

Amifostina

Es un profármaco que se convierte en un antioxidante que contiene sulfhidrilos (como el glutatión) en el endotelio vascular. Es un antioxidante singular, porque proporciona radioprotección en los tejidos normales, pero no en el tejido neoplásico (tal vez a causa de la vascularidad disfuncional en las neoplasias) (16), y esto lo hace muy adecuado para proteger los tejidos normales del huésped durante la radioterapia. En la actualidad, la amifostina está aprobada para su uso en la mejora de la xerostomía en pacientes sometidos a radioterapia por cáncer de cabeza y cuello.

Vitamina E

Es una familia de ocho isoformas naturales que actúan como antioxidantes liposolubles. Una de las isoformas, el γ tocotrienol, muestra eficacia para limitar las manifestaciones hematológicas e intestinales del síndrome agudo de radiación en primates no humanos (17); sin embargo, el γ tocotrienol debe administrarse por vía subcutánea para que sea eficaz (18), y en la actualidad sólo se dispone de preparados orales para su uso clínico.

RESUMEN

Los puntos principales de este capítulo pueden enunciarse como sigue:
1. Las especies reactivas de oxígeno son las principales responsables de los efectos dañinos de la radiación ionizante; por tanto, la lesión por radiación puede considerarse una forma de estrés oxidativo.
2. La participación de las especies reactivas del oxígeno en la lesión por radiación crea oportunidades para los antioxidantes como agentes radioprotectores.
3. Las similitudes entre la lesión oxidativa y la lesión por radiación son un testimonio de la naturaleza destructiva del oxígeno.

REFERENCIAS

1. Lovelock J. The Ages of Gaia: A Biography of Our Living Earth. New York: W.W. Norton & Co, 1995:165.
2. Mould RF. Pierre Curie, 1859-1906. Curr Oncol 2007; 14:74-82.
3. Bodanis D. E=mc²: A Biography of the World's Most Famous Equation. New York: Berkley Books, 2001:96.
4. Moore K. Radium Girls. The Dark Story of America's Shining Women. Naperville, IL: Sourcebooks, Inc, 2017.

5. Helmerhorst HJF, Schultz MJ, van der Voort PHJ, et al. Self-reported attitudes versus actual practice of oxygen therapy by ICU physicians and nurses. Ann Intensive Care 2014; 4:23.

6. O'Neill P, Wardman P. Radiation chemistry comes before radiation biology. In J Radiat Biol 2009; 85:9-25.

7. Giles NH, Riley HP. The effect of oxygen on the frequency of X-ray induced chromosomal rearrangements in Tradescantia microspores. Proc Natl Acad Sci 1949; 35:640-646.

8. Rockwell S, Dobrucki IT, Kim EY, et al. Hypoxia and radiation therapy: Past history, ongoing research, and future promise. Curr Mol Med 2009; 9:442-458.

9. Gerschamn R, Gilbert DL, Nye SW, et al. Oxygen poisoning and x-irradiation, a mechanism in common. Science 1954; 119:623-626.

10. Azzam EI, Jay-Gerin J-P, Pain D. Ionizing radiation-induced metabolic oxidative stress and prolonged cell injury. Cancer Lett 2012; 327:48-60.

11. Lane N. Oxygen: The Molecule That Made The World. Oxford: Oxford University Press, 2002:112.

12. Shigenaga MK, Gimeno CJ, Ames BN. Urinary 8-hydroxy-2'-deoxyguanosine as a biological marker of in vivo oxidative DNA damage. Proc Natl Acad Sci 1989; 86:9697-9701.

13. Finch SC. Acute radiation syndrome. JAMA 1987; 258:664-667.

14. Barron ESG, Dickman SR. Studies on the mechanism of action of ionizing radiations. II. Inhibition of sulfhydryl enzymes by alpha, beta, and gamma rays. J Gen Physiol 1949; 32:595-605.

15. Chapman WH, Cronkite EP. Further studies of the beneficial effect of glutathione on X-irradiated mice. Proc Soc Exp Biol Med 1950; 75:318-322.

16. Kouvaris JR, Kouloulias VE, Vlahos L. Amifostine: the first selective-target and broad-spectrum radioprotector. Oncologist 2007; 12:738-747.

17. Singh VK, Kulkami S, Fatanmi OO, et al. Radioprotective efficacy of gamma-tocotrienol in nonhuman primates. Radiat Res 2016; 185:285-298.

18. Singh VK, Hauer-Jensen M. γ-tocotrienol as a promising countermeasure for acute radiation syndrome: current status. Int J Molec Sci 2016; 17:663.

¿El oxígeno promueve el envejecimiento?

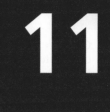

El implacable avance del envejecimiento es un fenómeno complejo y polifacético que incluye la pérdida de funcionalidad, la merma en la recuperación de enfermedades agudas o del estrés fisiológico y mayor riesgo de padecer trastornos relacionados con la edad (p. ej., la aterosclerosis). A nivel celular, el envejecimiento implica aberraciones en la molécula de DNA que causan pérdida de la capacidad de replicación celular. El estrés oxidativo promueve el deterioro celular y es importante en los padecimientos relacionados con la vejez. A continuación se presenta un breve resumen de lo que ocurre a los seres vivos con el paso del tiempo y de las contribuciones del oxígeno y sus descendientes más reactivos.

BASES CELULARES DEL ENVEJECIMIENTO

En el ser humano adulto, mueren hasta 70 mil millones de células cada día por un proceso genéticamente regulado conocido como *apoptosis* (1), el cual se manifiesta por un gen regulador que activa una proteína conocida como *p*53 (el número se refiere a su masa molecular). Dicha proteína activada puede romper las membranas mitocondriales para liberar citocromo C en el citoplasma, lo cual activa una familia de proteasas conocidas como *caspasas*, que degradan con rapidez todos los componentes vitales de la célula (2). La alteración resultante no incita una respuesta inflamatoria, lo cual distingue esta apoptosis de la "necrosis" (muerte celular traumática).

Senescencia celular

Las células que se pierden por apoptosis deben ser reemplazadas para preservar la masa y la función de los órganos vitales, y dicho remplazo ocurre mediante el proceso de *replicación celular*, en el que las células duplican su DNA y se dividen para formar una réplica de la célula madre. Sin embargo, existe un límite en el número de veces que las células logran replicarse (por lo general, entre 50 y 70 veces). Esto se conoce como el *límite de Hayflick*, llamado así en memoria del anatomista estadounidense Leonard Hayflick, que informó por primera vez de este fenómeno en 1961 (3).

149

Cuando se alcanza el límite de Hayflick, la replicación cesa por completo y las células entran en estado de *senescencia replicativa* (4). Las células senescentes tienen dos características que contribuyen al envejecimiento. En primer lugar, son resistentes a la apoptosis y son descritas como "células cancerosas que no se dividen" (5). En segundo lugar, segregan mediadores proinflamatorios que generan una inflamación crónica de bajo grado, lo que constituye la fuerza motriz de las enfermedades relacionadas con la edad avanzada como la aterosclerosis (6) y la osteoartritis (7). A este tipo de inflamación relacionada con la vejez se le ha dado en inglés el tonto nombre de *inflammaging* (de *inflammation* + *aging*: inflamación + envejecimiento) (8).

Telómeros

La senescencia que se produce después de que las células alcanzan su límite replicativo (Hayflick) se atribuye al acortamiento de los *telómeros*, que son secuencias repetitivas de bases de nucleótidos que sirven de cubierta protectora en el extremo de los cromosomas (como las agarraderas de plástico que protegen las puntas o extremos de los cordones de los zapatos) (9). La enzima telomerasa, que sintetiza los telómeros, sólo está activa durante la gestación. Como resultado, las repetidas replicaciones celulares tras el nacimiento provocan el acortamiento progresivo de los telómeros, lo que expone los extremos desprotegidos de los cromosomas y desencadena una *respuesta de daño en el DNA* que culmina con la detención de la replicación celular. Esta respuesta, que se ilustra en la figura 11.1, implica la activación de la misma proteína p53 implicada en la apoptosis; pero en este caso, la proteína activada desencadena una vía de señalización que da lugar a la senescencia celular.

La respuesta al daño en el DNA puede ser desencadenada por cualquier aberración en la molécula de DNA que no logre repararse, y es un mecanismo para evitar la replicación de células genéticamente defectuosas. Una respuesta disfuncional al daño del DNA propicia una replicación celular sin restricciones, que es el sello distintivo del crecimiento neoplásico.

Senoterapia

La importancia de la senescencia celular en el proceso de envejecimiento dio lugar a un nuevo enfoque del envejecimiento denominado *senoterápico*, que incluye *agentes senolíticos* que eliminan las células senescentes promoviendo la apoptosis, y *agentes senomórficos* que suprimen la respuesta inflamatoria a la senescencia celular (5,10).

Agentes senolíticos

Las células senescentes expresan una proteína que bloquea la apoptosis, y los agentes que inactivan esta proteína constituyen la primera generación de agentes senolíticos. La mayoría son agentes quimioterapéuticos reutilizados, aunque un fármaco de

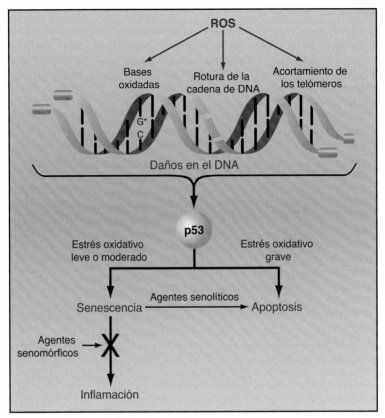

FIGURA 11.1 Diagrama que muestra las vías implicadas en la contribución de las especies reactivas del oxígeno (ROS) al envejecimiento y a las enfermedades relacionadas con la edad avanzada. El asterisco indica que la guanina es especialmente susceptible a la modificación oxidativa. Consulte el texto para ampliar la explicación.

uso común, la aspirina, tiene efectos senolíticos documentados (11). La terapia senolítica en modelos animales de envejecimiento ha sido prometedora, con pruebas de aumento de la longevidad, reducción de la fragilidad y ralentización del deterioro cognitivo relacionado con la vejez (4,5,10). Como resultado de estos estudios, hay en curso (en 2021) al menos 12 ensayos en humanos con terapia senolítica para enfermedades relacionadas con la edad avanzada (5). La mayoría están en desarrollo, pero los resultados preliminares de un ensayo muestran que la terapia senolítica reduce la carga de células senescentes en personas con nefropatía diabética (12).

Agentes senomórficos

Las células senescentes segregan una serie de sustancias que promueven la inflamación (p. ej., interleucinas, quimiocinas, proteasas), y los agentes senomórficos actúan para inhibir o bloquear la producción de este "secretoma" proinflamatorio. El agente senomórfico más estudiado es la rapamicina, un inmunosupresor que inhibe una proteína cinasa conocida como mTOR (*mammalian target of rapamycin*), que es el "motor" del secretoma proinflamatorio (13). (Esta mTOR también está implicada en el efecto de longevidad de la restricción calórica, como se explica más adelante).

TEORÍA DE LOS RADICALES LIBRES EN EL ENVEJECIMIENTO

Los estudios sobre la longevidad en diferentes especies animales revelan que hay relación inversa entre la duración máxima de la vida y la tasa metabólica basal (BMR, *basal metabolic rate*) por unidad de masa (conocida como "tasa metabólica específica de la masa") (14). Cuanto mayor sea la BMR (por unidad de masa), menor será la duración de la vida de la especie. Esta relación se demuestra comparando la duración de la vida de los ratones de laboratorio y la de los humanos: los primeros tienen tasa metabólica en reposo de unas 220 kcal/kg/día y duración máxima de vida de 3 a 4 años, mientras que las personas muestran una tasa metabólica en reposo de unas 20 kcal/kg/día y duración máxima de vida de 110 a 120 años. (*Nota:* una mujer francesa llamada Jeanne Calment es la persona de quien se ha documentado que vivió más tiempo, con 122 años y 164 días, y que murió en 1997 [15]. Es interesante saber que Jeanne fumó cigarrillos durante 96 años, que nunca hizo ejercicio y que consumía alrededor de un kilo de chocolate a la semana).

La influencia negativa de la tasa metabólica en la longevidad sugiere que uno o más productos del metabolismo contribuyen al envejecimiento. Un artículo histórico publicado en 1956 propuso que las especies reactivas del oxígeno (ROS, *reactive oxygen species*) son los metabolitos que promueven el envejecimiento (16). El autor de ese artículo era un químico (y recién graduado en medicina) llamado Denham Harman, que había trabajado para la Shell Oil Company estudiando las reacciones de los radicales libres en los productos del petróleo. Propuso que el envejecimiento es un declive gradual de la función celular causado por el daño acumulado de las ROS generadas por el metabolismo aeróbico. Esto se conoce como la *teoría de los radicales libres en el envejecimiento* (un nombre equivocado, ya que las ROS no siempre son radicales libres), y representa la primera mención en la literatura médica del potencial destructivo del oxígeno y sus congéneres.

Mecanismos

Hay tres acciones de las ROS que propician una respuesta de daño en el DNA y, por tanto, promueven los procesos celulares implicados en el envejecimiento (17-19). Tales acciones se representan en la figura 11.1 e incluyen la rotura de la cadena de DNA, la modificación oxidativa de las bases de los nucleótidos (en especial la guanina) y el acortamiento de los telómeros. Durante el metabolismo normal, estas acciones quizá tengan pocas consecuencias (debido a los mecanismos de reparación del DNA), aunque hay pruebas de que el daño oxidativo del DNA aumenta con el envejecimiento (19). Sin embargo, en condiciones de mayor actividad de las ROS (es decir, de estrés oxidativo), el daño del DNA provocado por las ROS puede desencadenar la senescencia celular o la apoptosis. La proteína p53 regula la respuesta al estrés oxidativo (20), cuando éste es leve o moderado, la proteína p53 activa la senescencia celular, mientras que durante los periodos de estrés oxidativo extremo (p. ej., por la radiación), la proteína p53 inicia la apoptosis, que elimina las células que tienen daño grave.

Tabla 11.1 Enfermedades relacionadas con la edad avanzada que implican estrés oxidativo	
Sistema/órganos	**Enfermedades**
Cerebro	Enfermedad de Alzheimer Enfermedad de Parkinson
Ojo	Cataratas Degeneración macular
Cardiovascular	Aterosclerosis Hipertensión Enfermedad vascular cerebral isquémica Enfermedad arterial coronaria Enfermedad vascular renal
Pulmones	Enfermedad pulmonar obstructiva crónica
Endocrino	Diabetes (tipo II) Microangiopatía diabética Obesidad
Huesos y articulaciones	Osteoporosis Osteoartritis

Enfermedades relacionadas con la edad avanzada

Además de promover el envejecimiento a nivel celular, el estrés oxidativo también favorece las enfermedades relacionadas con la edad avanzada, porque la inflamación crónica de bajo grado es importante en muchos de esos trastornos, y las ROS son un factor clave en la respuesta inflamatoria —como se describe en el capítulo 9.

Algunas enfermedades relacionadas con la edad avanzada y vinculadas con el estrés oxidativo se listan en la tabla 11.1 (consulte el capítulo 9 para una descripción de la participación de las ROS en las enfermedades cardiovasculares).

Comentario

A pesar de la gran cantidad de pruebas que indican que el estrés oxidativo contribuye al envejecimiento, la teoría de los radicales libres ha perdido atención en los últimos años. Esto se debe sobre todo a los estudios que demuestran que la terapia antioxidante no reduce de forma fiable la progresión de las enfermedades relacionadas con la vejez (21,22). Sin embargo, hay varios problemas con los estudios de la terapia antioxidante realizados hasta la fecha, como la selección inadecuada de los antioxidantes, los periodos de tratamiento poco idóneos (es decir, los efectos sobre las enfermedades relacionadas con la edad avanzada quizá tarden varios años en dar sus frutos), la falta de directrices sobre la dosificación adecuada y las limitaciones en la biodisponibilidad de algunos antioxidantes administrados de forma exógena. El fracaso de la terapia antioxidante no debe negar la importancia del estrés oxidativo en el envejecimiento, del mismo modo que la falta de una terapia eficaz para muchas enfermedades no niega la presencia de tales padecimientos.

No obstante lo anterior, la teoría de los radicales libres sobre el envejecimiento requiere una modificación. La teoría original proponía que el culpable del envejecimiento era el daño acumulado por la producción diaria de ROS durante el metabolismo "normal". Sin embargo, es más probable que la contribución de las ROS al envejecimiento se produzca durante sus periodos de intensa actividad (es decir, de estrés oxidativo), como ocurre con las enfermedades agudas (p. ej., las infecciones), los traumatismos, el consumo de drogas tóxicas y alcohol, el estrés fisiológico (p. ej., la privación del sueño, el ejercicio extenuante) e incluso el estrés psicológico (p. ej., la ansiedad).

RESTRICCIÓN DE CALORÍAS

La aparente influencia negativa de la tasa metabólica en la longevidad (ya mencionada) creó el interés por restringir la ingesta de calorías como estrategia antienvejecimiento. Los estudios ulteriores en animales aportan pruebas convincentes de que la disminución de la cantidad diaria de calorías consumidas (por lo común en 40%) puede aumentar la duración de la vida e impedir la progresión de las enfermedades relacionadas con la edad (23-25). Los beneficios de la restricción calórica para la longevidad se reportan sobre todo en ratones de laboratorio, aunque también están documentados en monos Rhesus, peces, nematodos, moscas de la fruta e incluso organismos de levadura (24). En los ratones de laboratorio, la reducción de 40% de la ingesta calórica diaria se asocia con aumento de 50 a 60% de la duración de la vida (19,25). No se dispone de estudios sobre la prolongación de la longevidad en humanos (y son difíciles de realizar), pero existen pruebas de que la restricción calórica a largo plazo (durante al menos tres años) en personas de mediana edad va acompañada de una considerable disminución del riesgo de enfermedades relacionadas con el paso de los años, como la aterosclerosis (26).

Mecanismos

El beneficio de la restricción calórica en la longevidad se asocia con disminución del daño oxidativo del DNA, como se muestra en la figura 11.2 (19). Tal observación añade credibilidad al papel del estrés oxidativo en el envejecimiento (27); sin embargo, la historia de la restricción calórica es mucho más compleja, es decir, el principal mecanismo para el beneficio de la restricción calórica

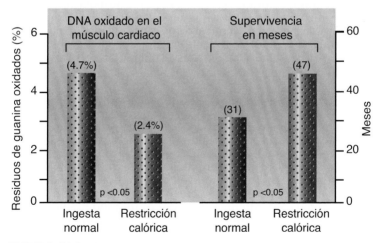

FIGURA 11.2 Efectos de la reducción de 40% en la ingesta calórica diaria sobre el DNA oxidado en el músculo cardiaco, y la supervivencia, en ratones de laboratorio. El DNA oxidado representa la concentración de residuos de guanina oxidados en el músculo cardiaco tras 24 meses, expresada en relación con una concentración habitual de guanina nativa. Todos los puntos de datos representan valores medios. Datos de la referencia 19.

en la longevidad es la activación de una familia de proteínas conocidas como *sirtuinas* (28). En los mamíferos existen siete sirtuinas que realizan diversas acciones que promueven la longevidad, entre ellas el silenciamiento transcripcional de los genes implicados en el envejecimiento, la mejora de la reparación del DNA, el retraso de la senescencia celular y la inhibición de la producción de ROS mitocondriales (28,29). Así, los efectos promotores de la restricción calórica en la longevidad no son el único resultado de la disminución del estrés oxidativo.

El descubrimiento de las sirtuinas llevó a la búsqueda de sustancias químicas que las activaran, para imitar así el beneficio de la longevidad por restricción calórica. El activador de sirtuinas más potente descubierto hasta la fecha es el *resveratrol* (30), un polifenol natural que se encuentra en la piel de las uvas, los arándanos y las frambuesas. El resveratrol ha demostrado otorgar un beneficio de longevidad en ratones de laboratorio con dieta alta en calorías (imitando así el efecto de la restricción calórica) (31). Además, el resveratrol altera la deposición de β amiloide en el cerebro, de forma que quizá beneficie a los pacientes con enfermedad de Alzheimer (32).

La paradoja francesa

El beneficio de la longevidad del resveratrol también explicaría la paradoja francesa, que alude a la tasa de mortalidad relativamente baja por enfermedad arterial coronaria en Francia, a pesar de la dieta rica en grasas saturadas (33). Este hecho se atribuye al consumo de vino tinto de los franceses, que supera al de otras naciones (33). Lo anterior implica al resveratrol como causa del fenómeno, lo que concuerda con un informe reciente que muestra que el consumo de vino tinto en cantidades moderadas (200 mL diarios) se asocia con aumento de las concentraciones de sirtuinas (34).

MÁXIMA VIDA ÚTIL

La influencia negativa del oxígeno en la longevidad puede deducirse al comparar la duración máxima de la vida de las criaturas que respiran aire (es decir, consumidores de oxígeno) con la de los árboles (es decir, productores de oxígeno). En el caso de las primeras, la mayor duración de vida documentada es de 211 años en una ballena de Groenlandia (35); en comparación, el árbol vivo más antiguo que se conoce es un pino bristlecone de la Gran Cuenca en las Montañas Blancas de California, que tiene 5062 años, y la colonia clonal de árboles más antigua (es decir, que comparten un único sistema de raíces) es un grupo de álamos temblones en el Bosque Nacional de Fishlake, en Utah, cuya edad se estima en 80 000 años (36).

RESUMEN

Los siguientes puntos de este capítulo merecen ser destacados.

Existen considerables pruebas de que las ROS están íntimamente implicadas en el proceso de envejecimiento, y su mayor contribución al proceso no ocurre con la producción de ROS durante el metabolismo normal y cotidiano (como propone la teoría de los radicales libres del envejecimiento), sino de los periodos de mayor actividad de las ROS, es decir, bajo estrés oxidativo.

El estrés oxidativo tiene varios efectos que propician el envejecimiento a nivel celular, como el acortamiento acelerado de los telómeros, el daño al DNA por rotura de hebras y la modificación oxidativa de las bases de los nucleótidos. Cada una de estas aberraciones puede desencadenar una "respuesta de daño en el DNA" que provoca la muerte (apoptosis) o la detención de la replicación (senescencia) celulares.

El estrés oxidativo también está implicado en las enfermedades relacionadas con la edad avanzada, porque la fuerza motriz de estas afecciones es la inflamación crónica de bajo grado que se desencadena por la acumulación de células senescentes. El papel fundamental del estrés oxidativo en la inflamación (descrito en el capítulo 9) no deja duda sobre su participación en la fisiopatología de los trastornos relacionados con la vejez.

Por último, se resta importancia al estrés oxidativo en el envejecimiento debido a los estudios que muestran que la terapia antioxidante no altera de forma fiable las enfermedades más graves relacionadas con el avance de la edad. Sin embargo, los estudios sobre antioxidantes tienen importantes deficiencias (p. ej., la limitada biodisponibilidad de los antioxidantes exógenos) y el fracaso de dicha terapia no descarta la importancia del estrés oxidativo en el envejecimiento, al igual que la falta de terapia eficaz para muchas enfermedades no elimina la presencia del padecimiento en cuestión.

REFERENCIAS

a. Dryden J. Mac Flecknoe, 1682. (Primera línea del poema.)

1. Divan A, Royds JA. Molecular Biology: A Very Short Introduction. Oxford: Oxford University Press, 2016: 75.

2. Alberts B, Johnson A, Lewis J, et al, (eds). Molecular Biology of the Cell, 6th ed. New York: Garland Science, 2015:1014-1034.

3. Hayflick L, Moorhead PS. The serial cultivation of human diploid cell strains. Exp Cell Res 1961; 25:585-561.

4. Kirkland JL, Tchkonia T. Cellular senescence: a translational perspective. EBioMedicine 2017; 21:21-28.

5. Robbins PD, Jurk D, Khosla S, et al. Senolytic drugs: Reducing senescent cell viability to extend health span. Annu Rev Pharmacol Toxicol 2021; 61:779-803.

6. Childs BG, Baker DJ, Wijshake T, et al. Senescent intimal foam cells are deleterious at all stages of atherosclerosis. Science 2016; 354:472-477.

7. Jeon OH, Kim C, Laberge R-M, et al. Local clearance of senescent cells attenuates the development of post-traumatic osteoarthritis and creates a pro-regenerative environment. Nat Med 2017; 23:775-781.

8. Francheschi F, Garagnani P, Vitale G, et al. Inflammaging and "garb-aging'. Trends Endocrinol Metab 2017; 28:199-212.

9. Shay JW. Telomeres and ageing. Curr Opin Cell Biol 2018; 52:1-7.

10. Shetty AK, Kodali M, Upadhya R, Madhu LN. Emerging anti-aging strategies – scientific basis and efficacy. Aging Dis 2018; 9:1165-1184.

11. Feng M, Kim J, Field K, et al. Aspirin ameliorates the long-term adverse effects of doxorubicin through suppression of cellular senescence. FASEB Bioadv 2019; 1:579-590.

12. Hickson LJ, Langhi Prata LGP, Bobart SA, et al. Senolytics decrease senescent cells in humans: preliminary report from a clinical trial of dasatinib plus quercetin in individuals with diabetic kidney disease. EBioMedicine 2019; 47:446-456.

13. Laberge R-M, Sun Y, Orjalo AV, et al. MTOR regulates the pro-tumorigenic senescence-associated secretory phenotype by promoting IL-1A translation. Nat Cell Biol 2015; 17:1049-1061.

14. Pearl R. The Rate of Living: Being an Account of Some Experimental Studies on the Biology of Life Duration. New York: A.A. Knopf, 1928.

15. West G. Scale. The Universal Laws of Life, Growth, and Death in Organisms, Cities, and Companies. New York: Penguin Books, 2017:177-189

16. Harman D. Aging: a theory based on free radical and radiation chemistry. J Gerontol 1956; 11:298-300.

17. Jan HJ, Hoeijmakers. DNA damage, aging, and cancer. New Engl J Med 2009; 361:1475-1485.

18. von Zglinicki T. Oxidative stress shortens telomeres. Trends Biochem Sci 2002; 27:339-344.

19. Hamilton ML, Van Remmen H, Drake JA, et al. Does oxidative damage to DNA increase with age? PNAS 2001; 98:10469-10474.

20. Beyfuss K, Hood DA. A systematic review of p53 regulation of oxidative stress in skeletal muscle. Redox Report 2018; 23:100-117.

21. da Costa JP, Vitorino R, Silva GM, et al. A synopsis on aging – theories, mechanisms, and future prospects. Ageing Res Rev 2016; 29:90-112.

22. Sadowska-Bartosz I, Bartosz G. Effect of antioxidants on aging and longevity. BioMed Res Internat 2014; Article ID 404680:1-17.

23. Sohal RS, Weindruch R. Oxidative stress, calorie restriction, and aging. Science 1996; 273:59-63.

24. Fontana L, Partridge L, Longo VD. Extending healthy life span – from yeast to humans. Science 2010; 328:321-326.

25. Walford RL. Maximum Life Span. New York: W.W. Norton & Co, 1983:98-113.
26. Fontana L, Meyer TE, Klein S, Holloszy JO. Long-term calorie restriction is highly effective in reducing the risk of atherosclerosis in humans. Proc Nat Acad Sci 2004; 101:6659-6663.
27. Gredilla R, Barja G. Minireview: the role of oxidative stress in relation to caloric restriction and longevity. Endocrinology 2005; 146:3713-3717.
28. Guarente L. Sirtuins, aging, and medicine. N Engl J Med 2011; 364:2235-2244.
29. Lee S-H, Lee J-H, Lee H-Y, Min K-J. Sirtuin signaling in cellular senescence and aging. BMB Rep 2019; 52:24-34.
30. Milne JC, Denu JM. The Sirtuin family: therapeutic targets to treat diseases of aging. Curr Opin Chem Biol 2008; 12:11-17.
31. Bauer JA, Pearson KJ, Price NL, et al. Resveratrol improves health and survival of mice on a high-calorie diet. Nature 2006; 444:337-342.
32. Pasinetti GM, Wang J, Ho L, et al. Roles of resveratrol and other grape-derived polyphenols in Alzheimer's disease prevention and treatment. Biochim Biophys Acta 2015; 1852:1202-1208.
33. Renaud S, de Lorgeril M. Wine, alcohol, platelets, and the French paradox. Lancet 1992 for coronary artery disease. Lancet 1992; 339:1523-1526.
34. Gambini J, Gimeno-Mallench L, Olaso-Gonzalez G, et al. Moderate red wine consumption increases the expression of longevity-associated genes in controlled human populations and extends lifespan in *Drosophila melanogaster*. Antiox 2021; 10:301.
35. www.futurelearn.com. Accessed 5/31/2021
36. www.livescience.com. Accessed 4/6/2019

25. Waldner... Neuromol... Dev... intervention...

26. Fontana L, Klevert E, Klein D, Hulbert JC. Long-term calorie restriction is highly effective in reducing the risk of atherosclerosis in humans. Proc Natl Acad Sci 2004; 101:6659-6663

27. Orsillo S, Vana G. Mindfulness: the role of oxidative stress in relation to caloric restriction and longevity. Free radical... 2005; ...

28. Sinclair D. Sirtuins, aging, and medicine. N Engl J Med 2011; 364:2235-2244

29. Lee S-H, Lee H-J, Lee H-Y, Min K-J. Sirtuin signaling in cellular senescence and aging. BMB rep 2019; 52:24-34

30. Milne JC, Denu JM. The Sirtuin family deacetylase targets in human diseases: a review. Curr Opin Chem Biol 2008; 3:11-17

31. Baur JA, Pearson KJ, et al. Resveratrol improves health and survival of mice on a high-calorie diet. Nature 2006; 444:337-342

32. Baur JA, Wang J-F, et al. Roles of resveratrol and other grape-derived polyphenols in Alzheimer's disease prevention and treatment. Biochim biophys Acta 2015; 1852:1202-1208

33. Renaud S, De Lorgeril M. Wine, alcohol, platelets, and the French paradox for coronary artery disease. Lancet 1992; 339:1523-1526

34. Gambini J, Inglés M, Olaso G, Mas-Bargues C, et al. Moderate red wine consumption increases the expression of longevity-associated genes in controlled human populations and extends lifespan in Drosophila melanogaster. Antiox 2021; 10:301

35. www.bluedistrict.com. Accessed 4/5/2021

36. www.livestrong.com. Accessed 4/6/2019

¿Por qué nuestros cuerpos se descomponen después de morir?

12

"La ausencia de pruebas no es una prueba de ausencia".

Carl Sagan (*a*)

Estamos todo el tiempo bañados por un gas (el oxígeno) que es implacable en su intento de desmantelar las formas de vida orgánicas. (Para comprobarlo, pele y corte una papa (patata), y deje las rodajas expuestas al aire. Observará que la papa empieza a ponerse marrón al cabo de unos minutos, lo que se debe a la oxidación de los almidones del vegetal). Cuando alguien muere, el poder de desmantelamiento del oxígeno comienza en serio y el cuerpo empieza a descomponerse. El primer signo de esto es el fétido olor de la muerte, una manifestación de la descomposición oxidativa de los ácidos grasos poliinsaturados, que es el mismo proceso (conocido como "rancidez") que produce el mal olor en los alimentos en descomposición.

Los humanos cuentan con dos atributos que mantienen a raya el oxígeno (la oxidación) durante su vida. El primero es un interior acuoso, que sirve de escudo protector contra la intrusión del oxígeno (véase el capítulo 3). El segundo atributo (que deja de funcionar al morir) es un ejército virtual de enzimas, vitaminas y agentes reductores que se dedican a combatir la oxidación. Estas especies químicas se denominan "antioxidantes" y su trabajo consiste en retrasar, prevenir o eliminar el daño oxidativo que proviene del entorno (1). Este capítulo es una introducción a algunos de los antioxidantes más estudiados, incluyendo lo que hacen y lo que ocurre cuando se agotan o son insuficientes.

Advertencia: Es importante destacar que este capítulo es sólo una introducción superficial al tema de la protección antioxidante, y no describe de manera exhaustiva los antioxidantes endógenos, lo que requeriría volúmenes de texto, además de frecuentes revisiones. (El alcance de este tema queda demostrado por una reciente búsqueda en PubMed sobre antioxidantes que arrojó 150 000 citas de los últimos cinco años; una media de 30 000 citas anuales).

QUÍMICA DE LOS ANTIOXIDANTES

El cuerpo humano está equipado con un robusto sistema de protección antioxidante que incluye diversos métodos de protección, y una mayor variedad de especies químicas (antioxidantes) que pueden ejecutar estos métodos. Los principales componentes de dicho sistema se presentan en la tabla 12.1. A continuación se describen los principales, o más estudiados, antioxidantes endógenos.

Superóxido dismutasa

En 1968, dos miembros del Departamento de Bioquímica de la Duke University (Joe McCord e Irwin Fridovich) descubrieron una enzima en los eritrocitos humanos que catalizaba la siguiente reacción (2):

$$2O_2^{\cdot} + 2H^+ \rightarrow H_2O_2 + O_2 \qquad (12.1)$$

en esta ecuación, $O_2^{\cdot}$ es el radical superóxido y H_2O_2 es el peróxido de hidrógeno. Se trata de una reacción de "dismutación" (es decir, donde la misma especie química se oxida y se reduce); de ahí que la enzima recibiera el nombre de *superóxido dismutasa* (SOD). Los investigadores de Duke también descubrieron que esta enzima podía bloquear la oxidación de la epinefrina en adrenocromo, que está mediada por los radicales superóxido. Esta fue la primera evidencia de una sustancia endógena que podía inhibir la oxidación biológica, es decir, un antioxidante. El descubrimiento de la SOD se considera la base del conocimiento actual sobre el estrés oxidativo, y se cita como el descubrimiento más importante de la biología moderna que no recibió un premio Nobel (3).

Las enzimas SOD son metaloproteínas que utilizan metales de transición para llevar a cabo las reacciones combinadas de oxidación y reducción que catalizan. La SOD de las mitocondrias utiliza manganeso (Mn-SOD), mientras que la SOD del citoplasma y del líquido extracelular tiene cobre y zinc en su sitio activo (Cu/Zn-SOD). La reacción de dismutación procede sin la SOD; pero en presencia de la enzima, la reacción es instantánea (1).

Acciones antioxidantes

La función de la SOD como antioxidante se basa en la capacidad de eliminar los radicales superóxido (figura 12.1). La importancia de esto se demuestra en los estudios de manipulación genética en ratones de laboratorio. Los animales criados para que sean deficientes en Mn-SOD sobreviven sólo unas semanas y muestran graves cambios degenerativos en el corazón y el cerebro (4), mientras que los que expresan mayores niveles de Cu/Zn-SOD son resistentes al daño oxidativo pulmonar (5).

Tabla 12.1	El robusto sistema de protección antioxidante
Método	**Antioxidantes**
Eliminar los radicales de superóxido	Superóxido dismutasa
Eliminar el peróxido de hidrógeno	GSH, Glutatión peroxidasa, glutatión, selenio,* peroxirredoxinas, tiorredoxina, catalasa
Inhibir la peroxidación de los lípidos	α-tocoferol, ubiquinol, urato
Reducir la disponibilidad de hierro	Transferrina, lactoferrina, ferritina, ceruloplasmina, hemopexina, haptoglobina
Inactivar (limpiar) las ROS	Albúmina, ascorbato, α tocoferol, β caroteno, bilirrubina, GSH, ácido lipoico, peroxirredoxinas, piruvato, tiorredoxina, urato
Regenerar los antioxidantes	Ascorbato, glutatión, glutatión reductasa, ácido lipoico, tiorredoxina reductasa, tiamina,* ubiquinol

* Efecto indirecto. ROS, especies reactivas del oxígeno.

La eficacia de la SOD como antioxidante exógeno está limitada por una vida media muy corta en el torrente sanguíneo (unos ocho segundos) y la dificultad para atravesar las membranas celulares. Ambas deficiencias se ven mitigadas por el suministro de SOD en liposomas (6), pero no se dispone de preparados comerciales. Ha habido un esfuerzo prolongado (30 años) para desarrollar "miméticos de la SOD" eficaces para su uso clínico, pero éstos muestran especificidad de acción limitada (7). Un último problema con el uso de la SOD como antioxidante es el esperado aumento de la producción de peróxido de hidrógeno, ya que esto en realidad puede promover la lesión oxidativa si los mecanismos de eliminación del peróxido de hidrógeno (descritos a continuación) están deteriorados o son deficientes.

Sistema redox del glutatión

Uno de los principales mecanismos de protección contra las lesiones celulares oxidativas es la reducción del peróxido de hidrógeno directamente a agua, lo que evita la producción de radicales hidroxilo altamente destructivos. (El capítulo 8 presenta una descripción de cómo el peróxido de hidrógeno promueve la lesión celular oxidativa). Varias enzimas facilitan esta reacción (tabla 12.1), pero la más eficaz es la *glutatión peroxidasa*, que reduce el peróxido de hidrógeno a agua utilizando una molécula que contiene sulfhidrilo (SH), el glutatión, como donante de electrones. La reducción del peróxido de hidrógeno mediada por el glutatión se escribe como sigue:

$$H_2O_2 + 2\,GSH \rightarrow GSSG + 2\,H_2O \qquad (12.2)$$

donde GSH es el glutatión en estado reducido y GSSG representa dos moléculas de glutatión oxidadas conectadas por un puente

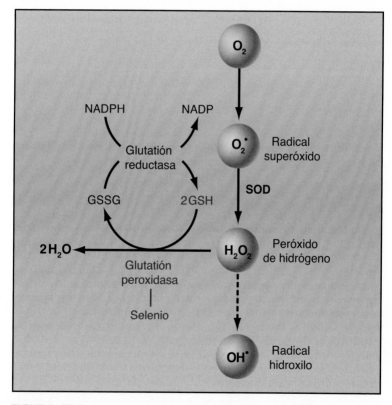

FIGURA 12.1 Sistema redox del glutatión (GSH) para la reducción del peróxido de hidrógeno a agua. Este proceso brinda protección antioxidante al desviar el peróxido de hidrógeno de la producción de radicales hidroxilo. El texto ofrece más información. GSH, la forma reducida del glutatión; GSSG, la forma oxidada del glutatión; NAD, nicotinamida adenina dinucleótido; NADH, nicotinamida adenina dinucleótido fosfato; SOD, superóxido dismutasa.

disulfuro. El glutatión oxidado se convierte de nuevo en su forma reducida mediante la enzima *glutatión reductasa*, que utiliza nicotinamida-adenina dinucleótido fosfato (NADPH) como donante de electrones. Tales reacciones se muestran en la figura 12.1.

Glutatión (GSH)

Como se muestra en la figura 12.2, el GSH es un tripéptido que contiene restos de glutamina, cisteína y glicina. La parte interesante de la molécula es un grupo SH en la cisteína, que permite al GSH actuar como agente reductor. (Las moléculas que contienen grupos SH se conocen como *tioles*). El GSH también puede donar electrones a los radicales libres derivados del oxígeno, lo que constituye un método de protección antioxidante conocido como "barrido".

El GSH es el antioxidante intracelular más abundante del organismo; se sintetiza en el citoplasma y se mantiene en concentraciones milimolares en la mayoría de las células. Debe estar en estado reducido (GSH) para actuar como antioxidante, y la relación entre el GSH reducido y el oxidado (GSH:GSSG) suele ser de aproximadamente 100:1 (1). Durante los periodos de estrés oxidativo, esta proporción puede caer hasta 10:1, e incluso más baja. El GSH también puede pasar al líquido extracelular, pero los niveles plasmáticos son tres órdenes de magnitud inferiores a los intracelulares. La reserva más concentrada de GSH extracelular se encuentra en el líquido de revestimiento epitelial de los pulmones, donde la concentración es 140 veces mayor que en el plasma (8); esto sugiere que el GSH es una fuente importante de protección antioxidante en los pulmones. De hecho, el GSH es un antioxidante importante en todos los órganos principales del cuerpo humano (véase más adelante).

Deficiencia de G6PD

Como se indica en la figura 12.1, las acciones del NADPH sirven para mantener los niveles intracelulares de GSH. El NADPH se genera por la vía de las pentosas fosfato, y una de las enzimas de esta vía es la glucosa-6-fosfato deshidrogenasa (G6PD). La deficiencia de la enzima G6PD (un defecto genético presente en más de 400 millones de personas en todo el mundo) provoca, por tanto, deficiencia de GSH que predispone a la lesión celular oxidativa. La principal consecuencia de esto es la hemólisis que se precipita por el estrés oxidativo (9).

Selenio

La enzima glutatión peroxidasa en los humanos requiere el oligoelemento selenio para su actividad (10). La importancia del selenio para la protección antioxidante se deduce de un estudio con pacientes con septicemia grave y choque septicémico, en el que los niveles de selenio en sangre eran anormalmente bajos en todos

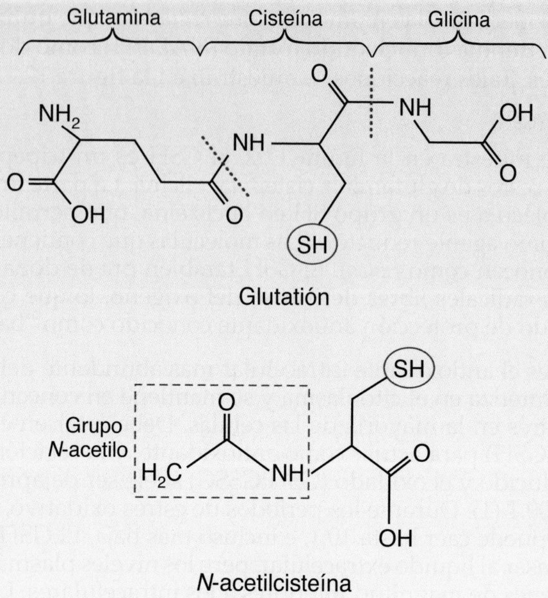

FIGURA 12.2 Fórmulas estructurales del glutatión (GSH) y de la *N*-acetilcisteína (NAC). La molécula más pequeña de NAC puede introducirse en las células y proporcionar el ingrediente activo (cisteína) para la producción de GSH.

los sujetos, y quienes recibieron infusiones de selenio para elevar los valores en sangre tuvieron una tasa de mortalidad menor (11).

Tiamina

Su función es indirecta como antioxidante, porque sirve de cofactor para una enzima de la vía de la pentosa fosfato que suministra el NADPH necesario para mantener el GSH en su forma reducida. El trabajo de la tiamina como antioxidante se conoce por estudios en animales que demuestran que la encefalopatía de Wernicke (inducida por una dieta deficiente en esta sustancia) se acompaña de evidencias de estrés oxidativo y se corrige en parte con la administración de esta vitamina (12).

Vitamina E

Es una familia de ocho sustancias naturales conocidas como *to-coles*, que se subdividen en cuatro *tocoferoles* y cuatro *tocotrienoles* (cada uno de ellos designado como α, β, γ y δ), y esta última clase de moléculas posee más enlaces dobles. Los tocoles son solubles en lípidos, y el que predomina en los tejidos humanos es el α-tocoferol.

Acciones antioxidantes

Las membranas celulares son ricas en ácidos grasos poliinsaturados (PUFA, *polyunsaturated fatty acids*), que son importantes en el mantenimiento de la flexibilidad de las membranas celulares gracias a su bajo punto de fusión; por desgracia, los PUFA son altamente oxidables. Los PUFA oxidados se polimerizan y hacen que las membranas celulares se vuelvan rígidas y permeables, lo que es un preludio de la disrupción celular osmótica. La vitamina E (α-tocoferol) protege a los PUFA de las membranas contra la oxidación.

Debido a su solubilidad en los lípidos, el α-tocoferol llega con facilidad al interior de las membranas celulares, rico en lípidos. Lo que hace allí se representa en la figura 12.3. Se muestra la secuencia de reacción de la peroxidación de los lípidos (mostrada con más detalle en la figura 8.4), que inicia por la acción de un oxidante fuerte como el radical hidroxilo. Esto concluye con la producción de un radical peroxilo lipídico que puede oxidar un PUFA cercano y comenzar de nuevo la secuencia de reacción. Esto crea una "reacción en cadena" que se autopropaga. El α tocoferol bloquea esa propagación, ya que los radicales peroxilos lipídicos tienen unas mil veces más probabilidades de reaccionar con el α tocoferol que con los PUFA (13), y esa reacción produce un radical tocoferoxilo relativamente inocuo. Por su capacidad para bloquear la propagación de la peroxidación lipídica, el α tocoferol se describe a menudo como un "antioxidante rompedor de cadenas".

El α tocoferol también se encuentra en las lipoproteínas, donde tiene una función similar en el bloqueo de la peroxidación lipídica. La importancia de esto queda demostrada por la evidencia de que la oxidación de las lipoproteínas de baja y alta densidad (LDL y HDL, respectivamente) es fundamental en la aterogénesis (para ampliar esta información véase Aterosclerosis, en el capítulo 9).

Vitamina C

El ácido ascórbico es una vitamina hidrosoluble más conocida por su función esencial en la formación de colágeno; sin embargo, también es un agente reductor que puede donar electrones a los radicales libres para borrar sus efectos adversos. Como resultado, el ascorbato puede actuar como "eliminador" de los radicales libres derivados del oxígeno; es decir, los radicales superóxido, hidroxilo y peroxilo o alcoxilo (14). El ascorbato también dona electrones para regenerar el α tocoferol (figura 12.3); pero no se

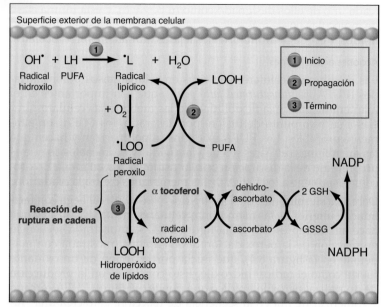

FIGURA 12.3 La acción antioxidante del α tocoferol bloquea la propagación de la peroxidación lipídica. Observe que la vitamina C (ascorbato) y el glutatión (GSH) reducido participan en la regeneración del α tocoferol. El texto presenta más información. LOOH, hidroperóxidos; NAD, nicotinamida adenina dinucleótido; NADH, nicotinamida adenina dinucleótido fosfato; PUFA, ácido graso poliinsaturado.

sabe con exactitud cómo ocurre esto, ya que el ascorbato es soluble en agua y el α tocoferol está en estructuras ricas en lípidos. La forma oxidada del ascorbato (dehidroascorbato) se convierte de nuevo en ascorbato con electrones donados por el GSH reducido.

El ascorbato es uno de los antioxidantes más abundantes en los fluidos extracelulares. No se traslada con facilidad al interior de las células, ya que el movimiento a través de las membranas celulares requiere un transportador especializado, y en los cultivos celulares suelen encontrarse bajas concentraciones de ascorbato (14). Hay pruebas de que se acumula en los neutrófilos activados (15), tal vez para protegerse de la explosión de especies reactivas de oxígeno producidas durante la activación de los neutrófilos.

¿Efecto pro-oxidante?

La vitamina C aumenta la absorción de hierro en el duodeno al donar electrones para convertir el hierro férrico (Fe^{3+}) en hierro ferroso (Fe^{2+}). Esta conversión también favorece la producción de radicales hidroxilo a partir del peróxido de hidrógeno (H_2O_2), como se describe en la siguiente reacción:

$$H_2O_2 + Fe^{2+} \rightarrow Fe^{3+} + OH \cdot + OH^- \qquad (12.3)$$

donde OH$\cdot$ es el radical hidroxilo, y OH$^-$ es el ion hidroxilo. Esta es la conocida *reacción de Fenton* (también descrita en el capítulo 8), y la producción de radicales hidroxilo mediante este proceso es una fuente importante de lesión celular oxidativa. La generación de radicales hidroxilo iniciada por el ascorbato se demuestra de manera repetida *in vitro* (14), pero la relevancia de ese efecto prooxidante *in vivo* es incierta. A este respecto, es interesante un estudio donde la combinación de suplementos de hierro (100 mg/día) y dosis elevadas de vitamina C (500 mg/día) produjo evidencias de peroxidación lipídica en mujeres embarazadas que no tenían deficiencia de hierro (16). Esto sugiere que el consumo de altas dosis de vitamina C (es decir, >200 mg/día) conlleva riesgo de efectos prooxidantes en sujetos con sobrecarga de hierro.

Una visión epigenética

La capacidad de producir vitamina C es un rasgo ancestral en los mamíferos, pero se ha perdido en los primates antropoides (monos, simios y nosotros), como resultado de un gen que ya no expresa la enzima terminal en la síntesis de la vitamina C (17). El gen está presente pero silencioso, lo que sugiere un cambio epigenético. Dado que la ingesta diaria de vitamina C es más que adecuada en las especies afectadas (18), es posible que la producción de vitamina C se haya detenido por no ser necesaria. Sin embargo, también es posible que el silenciamiento del gen fuera una respuesta de promoción de la supervivencia al riesgo prooxidante asociado a la vitamina C.

DEFICIENCIA DE ANTIOXIDANTES

El cese de la producción de antioxidantes en el momento de la muerte no es el único caso donde los antioxidantes fallan, ya que el agotamiento de tales sustancias suele ocurrir durante los periodos de estrés oxidativo grave o persistente.

Alcance del problema

El agotamiento de los antioxidantes endógenos está implicado en una gran diversidad de enfermedades, incluidas las que son fuentes principales de morbilidad y mortalidad. Así lo demuestra la tabla 12.2, que presenta algunas enfermedades destacadas que se han relacionado con la deficiencia de GSH. A continuación se exponen algunos comentarios relevantes sobre las asociaciones de esa tabla.

Tabla 12.2	Condiciones asociadas con la disminución del glutatión
Categoría	**Condición***
Trastorno pulmonar	• Síndrome de insuficiencia respiratoria aguda (–80%) • Enfermedad pumonar obstructiva crónica grave (–40%) • Fibrosis quística (–70%) • Fibrosis pulmonar idiopática (–80%)
Trastornos otorrinolaringológicos	• Rinitis • Amigdalitis • Otitis media • Enfermedad de Ménière • Esclerosis de la laringe y de las membranas timpánicas
Trastornos neurodegenerativos	• Esclerosis lateral amiotrófica • Enfermedad de Alzheimer • Enfermedad de Parkinson
Trastornos hepáticos	• Toxicidad del acetominofeno • Cirrosis • Hepatitis C crónica
Otros	• Síndrome de inmunodeficiencia adquirida • Cataratas • Trastornos mitocondriales • Septicemia/choque septicémico

* Los números entre paréntesis indican el porcentaje de disminución de los niveles de GSH (µM) en el líquido de revestimiento epitelial de los pulmones (20).

Trastornos pulmonares

Los pulmones están expuestos a mayores concentraciones de O_2 que cualquier otro órgano interno del cuerpo, por lo que la protección antioxidante tiene especial importancia en ellos. La concentración tan alta de GSH en el líquido de revestimiento epitelial de los pulmones (es decir, 140 veces mayor que en el plasma) (8) sugiere que el GSH es fundamental en la protección de esos órganos frente a las lesiones oxidativas. Lo anterior está respaldado por estudios en animales que muestran que la deficiencia selectiva de GSH aumenta la gravedad de intoxicación pulmonar por O_2 (19). Se sabe de la deficiencia de GSH en los pulmones de pacientes con enfermedad pulmonar obstructiva crónica grave, fibrosis quística, fibrosis pulmonar idiopática y síndrome de dificultad respiratoria aguda. Al respecto, la tabla 12.2 muestra la gravedad de la deplección de GSH en cada uno de estos trastornos (20,21).

Trastornos otorrinolaringológicos

Las células epiteliales de la porción extratorácica de las vías respiratorias superiores están expuestas al O_2 atmosférico (o a concentraciones de O_2 más elevadas si se utiliza O_2 suplementario), y también tienen riesgo especialmente alto de sufrir daños oxidativos. El GSH se considera el principal antioxidante en estas células epiteliales, y la deficiencia de GSH se documenta en afecciones inflamatorias comunes en esos tejidos, como la rinitis (alérgica e infecciosa), la amigdalitis y la otitis media (22).

Trastornos neurodegenerativos

La esclerosis lateral amiotrófica, la enfermedad de Alzheimer y la enfermedad de Parkinson se han relacionado con el estrés oxidativo exacerbado por la depleción de GSH (23,24). La terapia de sustitución del GSH se obstaculiza por la impermeabilidad de la barrera hematoencefálica al GSH, pero se estudian formas alternativas de administración de GSH (p. ej., fórmulas liposomales) (24).

Trastornos hepáticos

Además de su función como antioxidante, el GSH también participa en la eliminación de fármacos metabolizados por las enzimas del citocromo P450 en el hígado. Esta vía produce metabolitos reactivos capaces de provocar lesiones celulares oxidativas. La GSH forma conjugados con dichos metabolitos, lo que tiene efecto desintoxicante y mejora la eliminación del fármaco en la orina o las heces. Las dosis excesivas de un fármaco que se metaboliza de este modo pueden agotar las reservas de GSH en el hígado, y la posterior acumulación del metabolito reactivo promueve la lesión oxidativa en el hígado. Esta es la etiología de la *hepatotoxicidad por acetaminofeno*, que es la principal causa de insuficiencia hepática aguda en Estados Unidos, Reino Unido, Canadá, Australia y Escandinavia (25). La reposición de GSH en esta afección la proporciona la *N*-acetilcisteína, un precursor de GSH que es un antídoto eficaz para las sobredosis de paracetamol (26). (Más información sobre la *N*-acetilcisteína en la sección final del capítulo).

Infección por el virus de la inmunodeficiencia humana (HIV)

La infección por HIV va acompañada de reducción de los niveles de GSH en los eritrocitos y los linfocitos (incluidas las células CD4). Esto es el resultado de la inhibición de la síntesis de GSH mediada por las citocinas, junto con el mayor consumo de GSH en respuesta al estrés oxidativo (27). Está demostrado que las preparaciones liposomales de GSH restauran las respuestas inmunitarias de los linfocitos CD4 frente a las infecciones oportunistas (28), y eso ha alimentado la hipótesis de que el estrés oxidativo es el responsable de la alteración de la viabilidad de los linfocitos

CD4 (y la consiguiente propensión a las infecciones oportunistas) en personas con infección por HIV.

Septicemia/choque septicémico

Los pacientes críticos con inflamación persistente por septicemia o choque septicémico tienen la "tormenta perfecta" para la deficiencia de antioxidantes, es decir, aumento del consumo de antioxidantes combinado con ingesta inadecuada. Así que no sorprende que las deficiencias de los principales antioxidantes como el GSH, la vitamina C y la vitamina E sean comunes en estos casos (29-32). Las pruebas de que las deficiencias de antioxidantes contribuyen a la disfunción de los órganos en el choque septicémico están en estudios *in vitro* que emplearon células endoteliales obtenidas de venas umbilicales humanas. Cuando esas células se exponen al plasma de sujetos con choque septicémico, aumenta con rapidez la producción de las especies reactivas del oxígeno (ROS, *reactive oxygen species*) acompañada de disminución veloz del GSH intracelular. Tales cambios preceden al aumento de la tasa de muerte celular (33). Esta respuesta endotelial se atenúa de forma significativa si se añade GSH o *N*-acetilcisteína antes de la exposición al plasma septicémico.

El choque septicémico es una de las principales causas de muerte en las unidades de cuidados intensivos y la tasa de mortalidad está relacionada de forma directa con la gravedad del estrés oxidativo (véase la figura 9.4); esto subraya la importancia del agotamiento de los antioxidantes en esta condición.

Comentario

La disminución de los niveles de antioxidantes puede indicar que tales sustancias se están usando para combatir el estrés oxidativo, lo que no es una condición perjudicial. La prueba absoluta de que el nivel reducido de antioxidante es perjudicial requeriría pruebas de que la reposición del antioxidante se acompaña de la disminución del estrés oxidativo. Esto no suele ocurrir, por los problemas de suministro de antioxidantes (véase más adelante). Sin embargo, es razonable suponer que el nivel de antioxidantes disminuido ante el estrés oxidativo es una prueba de que la producción de antioxidantes no se corresponde con la tasa de utilización, lo que constituye una "señal de alerta" ante la posible exacerbación del estrés oxidativo.

Consideraciones nutricionales

La ingesta inadecuada es una fuente subestimada de deficiencia de antioxidantes. Aunque existe una ingesta diaria recomendada (RDA, *recommended dietary allowance*) para muchos antioxidantes, esa RDA refleja las necesidades mínimas en sujetos sanos y quizá subestime lo que se requiere durante los periodos de estrés oxidativo. La reducción de la ingesta es común en pacientes agudos o gravemente enfermos, y en los ancianos.

Glutatión (GSH)

El GSH se sintetiza *de novo* en las células, pero los tres aminoácidos que lo componen (glutamina, cisteína y glicina) son "condicionalmente esenciales", lo que significa que se necesitan fuentes dietéticas durante los periodos de mayor actividad metabólica. Además, dado que las acciones antioxidantes del GSH son el resultado de un grupo sulfhidrilo (SH) en la fracción de cisteína, se necesita una fuente dietética de azufre para mantener la producción de cisteína. (Esa fuente dietética es la metionina, otro aminoácido que contiene azufre). Existe recambio rápido de GSH en todos los tejidos (p. ej., la vida media del GSH es de <1 hora en los riñones) (34), por lo que se necesita el suministro constante de azufre para mantener la producción de GSH.

El rápido recambio de GSH se refleja en un estudio sobre el ayuno en adultos sanos, donde se produjo un descenso significativo de los niveles intracelulares de GSH al cabo de cuatro días. Al séptimo día, los niveles de GSH habían descendido en 50% (véase la figura 13.3) (35). Hay resultados similares en estudios con animales, donde el ayuno por tres días disminuyó en 41% los niveles de GSH en los pulmones (36). Cabe esperar cambios más graves en presencia de estrés oxidativo.

TERAPIA ANTIOXIDANTE

A pesar de los informes sobre el agotamiento de los antioxidantes en varias enfermedades que implican estrés oxidativo, la experiencia acumulada con la terapia de sustitución de antioxidantes no responde a las expectativas. Los ensayos clínicos de la terapia antioxidante han producido resultados negativos o inconsistentes. Sin embargo, los problemas parecen ser metodológicos más que conceptuales, y algunos de esos retos se describen aquí brevemente.

Suministro de medicamentos

Un escollo importante de la administración de antioxidantes endógenos es la *limitada biodisponibilidad* (es decir, la medida en que un fármaco administrado llega al lugar de acción deseado). Lo anterior se ha demostrado para todos los antioxidantes endógenos, en especial para las enzimas antioxidantes (que no atraviesan las membranas celulares) y el GSH (que tiene vida media corta en el plasma y no pasa con facilidad a las células). A continuación se exponen algunas medidas para mejorar la biodisponibilidad de los antioxidantes.

N-acetilcisteína

La *N*-acetilcisteína (NAC) es un derivado acetilado del aminoácido cisteína que es, en esencia, la parte comercial de la molécula del GSH (figura 12.2). Se introdujo por primera vez como agente mucolítico debido a su capacidad para romper los enlaces disulfuro entre las mucoproteínas del esputo (37). En la década de 1980-1989, la NAC surgió como un antídoto eficaz para la hepatotoxicidad del acetaminofeno (26), que (como ya se describió) es el resultado de la depleción del GSH en el hígado. Esto demostró que la NAC podía atravesar las membranas celulares y complementar los niveles intracelulares del GSH.

El descubrimiento de que la NAC promueve los niveles intracelulares de GSH condujo a investigar la NAC en la toxicidad pulmonar del O_2, y los resultados se muestran en la figura 12.4 (38). La inhalación de O_2 al 100% durante siete días (en ratones de laboratorio) provocó la disminución de 47% de los valores de GSH en los pulmones y tasa de mortalidad de 78%, mientras la administración de NAC redujo la tasa de mortalidad a 28%. Desde la época de este estudio (en 1985), la NAC se evaluó como antioxidante en varios trastornos que afectan a los órganos principales del cuerpo (una revisión reciente incluye estudios sobre la NAC en unas 50 enfermedades diferentes) (39). Los resultados de esas evaluaciones son mixtos (39,40), pero el número de resultados favorables parece igualar, o incluso superar, a los desfavorables. Uno de los defectos de los estudios disponibles sobre la NAC es la dosificación, que suele ser muy inferior a la utilizada para promover la producción de GSH en las sobredosis de acetaminofeno. La NAC tiene perfil de seguridad favorable y se justifica su dosificación más intensa. En general, la NAC es un antioxidante prometedor y merece que se continúen los estudios al respecto.

Liposomas

La administración de fármacos en los tejidos se facilita mediante capturarlos en liposomas, que son vesículas esféricas compuestas por una bicapa de fosfolípidos que rodea un núcleo acuoso. Estos "nanovehículos" permiten transportar tanto compuestos liposolubles como hidrosolubles, y su recubrimiento de polietilenglicol evita el reconocimiento inmunológico. Los liposomas también pueden estar equipados con ligandos específicos de los tejidos para una administración más selectiva.

Los liposomas mejoraron la administración de antioxidantes y su eficacia, tanto en estudios *in vitro* (41) como en pruebas con animales (42); sin embargo, hasta la fecha no existen estudios clínicos sobre la terapia antioxidante liposomal. La razón de ello no está clara, pero la aplicación de fármacos liposomales es un esfuerzo costoso, y es posible que la terapia antioxidante liposomal se encuentre en una encrucijada del tipo *Catch 22* (un dilema en el que hay un conflicto irresoluble entre dos factores en contraposición, en este caso se necesita algún éxito en la terapia antioxidante para justificar el costo y el esfuerzo de la terapia liposomal, pero la terapia liposomal es necesaria para producir algún éxito en la terapia antioxidante). Sea cual sea la razón, los liposomas han estado disponibles para la administración de fármacos dirigidos durante más de 50 años, y parece poco probable que se utilicen para la terapia antioxidante en un futuro próximo (o lejano).

Otros problemas

A continuación se resumen algunos problemas adicionales de los estudios sobre la terapia antioxidante.

1. El punto final primario de muchos estudios es una medida de resultado global, como la tasa de mortalidad, que quizá tenga diversos factores determinantes. La eficacia de la terapia antioxidante debe evaluarse mediante una medida del estrés oxidativo.
2. En muchos de los estudios a largo plazo sobre la terapia antioxidante (p. ej., para las enfermedades cardiacas), los antioxidantes se administran sin evidencia de deficiencia.

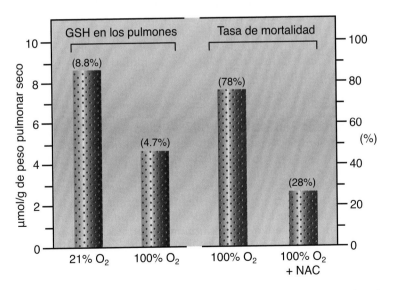

FIGURA 12.4 Efecto de la hiperoxia sobre los niveles de glutatión (GSH) en los pulmones (panel izquierdo), y efecto de la sustitución del GSH por *N*-acetilcisteína (NAC) en la mortalidad por lesión pulmonar hiperóxica (panel derecho). Datos de la referencia 38.

Esto no es lo ideal, porque muchas de estas sustancias (p. ej., el ácido ascórbico) se excretan con rapidez y se pierden si no hay una deficiencia subyacente.

3. La mayoría de los estudios utilizan una dosis fija de antioxidantes, pero se desconocen los regímenes de dosificación apropiados para éstos, y deberían evaluarse varios niveles de dosificación.

4. Los estudios sobre la terapia antioxidante se centran casi siempre en una especie química individual, sin embargo, el estrés oxidativo puede ser una condición multifacética, y la sustitución de un antioxidante no resolverá el problema si hay deficiencias en otros. Así que parece justificado un enfoque más complejo de estas terapias, que incluya el control de una serie de antioxidantes.

Comentario

La falta de un beneficio consistente con la terapia antioxidante se interpreta a menudo como una prueba en contra de la importancia del estrés oxidativo. Sin embargo, parafraseando la cita introductoria de Carl Sagan, *la falta de una respuesta esperada a la terapia antioxidante no descarta la existencia de una lesión tisular oxidativa.* Por el contrario, indica una inadecuación en el régimen de tratamiento. Esto no es diferente de los episodios demasiado frecuentes de tratamientos que se prescriben y que no tienen el efecto deseado. Los tratamientos fallidos no invalidan las enfermedades que deben ser atendidas.

RESUMEN

El cuerpo humano está dotado de un sólido sistema de protección antioxidante que ayuda a mantener a raya la oxidación durante nuestra vida. Este capítulo describe el funcionamiento de este sistema, utilizando los más estudiados de los antioxidantes endógenos. Algunos de los puntos relevantes del capítulo son los siguientes.

1. Uno de los principales mecanismos de protección antioxidante es la reducción del peróxido de hidrógeno directamente a agua, lo que evita la producción de radicales hidroxilo altamente destructivos. La principal enzima para esta reacción es la GSH peroxidasa, que dirige la transferencia de electrones del GSH al peróxido de hidrógeno; esta enzima requiere selenio como cofactor (en los humanos).

2. El GSH es un tripéptido que actúa como antioxidante en virtud de un grupo SH en uno de sus aminoácidos (cisteína). Es abundante en todas las células y se considera el principal antioxidante intracelular del organismo. Debe mantenerse

en estado reducido (GSH) para donar electrones y funcionar como antioxidante.

3. Un miembro de la familia de la vitamina E, el α tocoferol, es un importante antioxidante liposoluble que bloquea la peroxidación lipídica en las membranas celulares y en las lipoproteínas circulantes.

4. La vitamina C (ácido ascórbico) es un importante antioxidante hidrosoluble que inactiva (elimina) las especies reactivas del oxígeno y mantiene el α-tocoferol en su forma activa (reducida).

5. En las condiciones donde participa el estrés oxidativo, el agotamiento de los antioxidantes es un factor contribuyente común y a menudo no reconocido.

6. Los estudios que evalúan el potencial terapéutico de los antioxidantes endógenos han sido obstaculizados por las limitaciones de biodisponibilidad. La N-acetilcisteína supera la limitada biodisponibilidad del GSH, porque entra con facilidad en las células y sirve de precursor para la producción de GSH.

REFERENCIAS

a. Sagan C. The Demon Haunted World; Science as a Candle in the Dark. New York: Random House Publishing Group, 1996.

1. Halliwell B, Gutteridge JMC. Antioxidant defenses synthesized in vivo. In: Free Radicals in Biology and Medicine. 5th ed. Oxford: Oxford University Press, 2015: 77-152.

2. McCord JM, Fridovich I. Superoxide dismutase. An enzymatic function for erythrocuprein (hemocuprein). J Biol Chem 1969; 244:6049-6055.

3. Lane N. Oxygen: The Molecule That Made the World. Oxford: Oxford University Press, 2002.

4. Lebovitz RM, Khang H, Vogel H, et al. Neurodegeneration, myocardial injury, and perinatal death in mitochondrial superoxide dismutase-deficient mice. Proc Natl Acad Sci 1996; 93:9782-9787.

5. White CW, Avraham KB, Shanley PF, Groner Y. Transgenic mice with expression of elevated levels of copper-zinc superoxide dismutase in the lungs are resistant to pulmonary oxygen toxicity. J Clin Invest 1991; 87:2162-2168.

6. Turrena JF, Crapo JD, Freeman BA. Protection against oxygen toxicity by intravenous injection of liposome-entrapped catalase and superoxide dismutase. J Clin Invest 1984; 73:87-95.

7. Batinic-Haberle I, Tome ME. Thiol regulation by Mn porphyrins, commonly known as SOD mimetics. Redox Biol 2019; 25:101139.

8. Cantin AM, North SL, Hubbard RC, Crystal RG. Normal epithelial lining fluid contains high levels of glutathione. J Appl Physiol 1987; 63:152-157.

9. Capellini MD, Fiorelli G. Glucose-6-phosphate dehydrogenase deficiency. Lancet 2008; 371:64-74.

10. Lubos E, Loscalzo J, Handy DE. Glutathione peroxidase-1 in health and disease: from molecular mechanisms to therapeutic opportunities. Antiox Redox Signal 2011; 15:1957-1997.

11. Selenium in Intensive Care (SIC): results of a prospective randomized, placebo-controlled, multiple-center study in patients with severe systemic inflammatory response syndrome, sepsis, and septic shock. Crit Care Med 2007; 35:118-126.

12. Zarros A, Liapi C, Al-Humadi H, et al. Experimentally-induced Wernicke's encephalopathy modifies crucial rat brain parameters: the importance of Na^+, K^+-ATPase and a potentially neuroprotective role for antioxidant supplementation. Met Brain Res 2013; 28:387-396.

13. Halliwell B, Gutteridge JMC. Antioxidants from the diet. In: Free Radicals in Biology and Medicine. 5th ed. Oxford: Oxford University Press, 2015: 153-198.

14. Smirnoff N. Ascorbic acid metabolism and functions: A comparison of plants and mammals. Free Radic Biol Med 2018; 122:116-129.

15. Wang Y, Russo TA, Kwon O, et al. Ascorbate recycling in human neutrophils: Induction by bacteria. Proc Natl Acad Sci 1997; 94:13816-13819.

16. Lachili B, Hininger I, Faure H, et al. Increased lipid peroxidation in pregnant women after iron and vitamin C supplementation. Biol Trace Elem Res 2001; 83:103-110.

17. Drouin G, Godin J-R, Pagé, B. The genetics of vitamin C loss in vertebrates. Curr Genom 2011; 12:371-378.

18. Food and Nutrition Board, Institute of Medicine. Dietary Reference Intakes for Vitamin C, vitamin E, selenium, and carotenoids. Washington, DC: National Academy Press, 2000.

19. Deneke SM, Lynch BA, Sanberg BL. Transient depletion of lung glutathione by diethylmaleate enhances oxygen toxicity. J Appl Physiol 1985; 58:571-574.

20. Gould NS, Day BJ. Targeting maladaptive glutathione responses in lung disease. Biochem Pharmacol 2011; 81:187-193.

21. Pacht ER, Timerman AP, Lykens MG, Merola AJ. Deficiency of alveolar fluid glutathione in patients with sepsis and the adult respiratory distress syndrome. Chest 1991; 100:1397-1403.

22. Asher BF, Guilford FT. Oxidative stress and low glutathione in common ear, nose, and throat conditions: a systematic review. Altern Ther Health Med 2016; 22:44-50.

23. Gu F, Chauhan V, Chauhan A. Glutathione redox imbalance in brain disorders. Curr Opin Clin Nutr Metab Care 2015; 18:89-95.

24. Cacciatore I, Baldassarre L, Fornasari E. et al. Recent advances in the treatment of neurodegenerative diseases based on GSH delivery systems. Oxid Med Cell Longev 2012; 2012:240146.

25. Kalsi SS, Dargan PI, Waring WS, Wood DM. A review of the evidence concerning hepatic glutathione depletion and susceptibility to hepatotoxicity after paracetamol overdose. Open Access Emerg Med 2011; 3:87-96.

26. Buckley NA, Whyte IM, O'Connell DL, et al. Oral or intravenous N-acetylcysteine: which is the treatment of choice for acetaminophen (paracetamol) poisoning? J Toxicol Clin Toxicol 1999; 37:759-767.

27. Morris D, Guerra C, Donohue C, et al. Unveiling the mechanisms for decreased glutathione in individuals with HIV infection. Clin Dev Immunol 2012; 2012:734125.

28. Ly J, Lagman M, Saing T, et al. Liposomal glutathione supplementation restores TH1 cytokine response to Mycobacterium tuberculosis infection in HIV-infected animals. J Interferon Cytokine Res 2015; 35:875-887.

29. Fläring UB, Rooyackers OE, Hebert C, et al. Temporal changes in whole-blood and plasma glutathione in ICU patients with multiple organ failure. Intensive Care Med 2005; 31:1072-1078.

30. Pincemail J, Bertrans Y, Hanique G, et al. Evaluation of vitamin E deficiency in patients with adult respiratory distress syndrome. Ann NY Acad Sci 1989; 570:498-500.

31. Fain O, Pariés J, Jacquart B, et al. Hypovitaminosis C in hospitalized patients. Eur J Intern Med 2003; 14:419-425.

32. Marik P, Khangoora V, Rivera R, et al. Hydrocortisone, vitamin C, and thiamine for the treatment of severe sepsis and septic shock. Chest 2017; 151:1229-1238.

33. Huet O, Cherreau C, Nicco C, et al. Pivotal role of glutathione depletion in plasma-induced endothelial oxidative stress during sepsis. Crit Care Med 2008; 36:2328-2334.

34. Kosower NS, Kosower EM. The glutathione status of cells. Int Rev Cytol 1978; 54:109-160.

35. Martensson J The effect of fasting on leukocyte and plasma glutathione and sulfur amino acid concentrations. Metab 1986; 35:118-121.

36. Smith LJ, Anderson J, Shamsuddin M, Hsueh W. Effect of fasting on hyperoxic lung injury in mice. Role of glutathione. Am Rev Respir Dis 1990; 141:141-149.

37. Aldini G, Altomere A, Baron G, et al. N-Acetylcysteine as an antioxidant and disulfide breaking agent: the reasons why. Free Rad Res 2018; 52:751-762.

38. Patterson CE, Butler JA, Byrne JA, Rhodes ML. Oxidant lung injury: intervention with sulfhydryl agents. Lung 1985; 163:23-32.

39. Schwalfenberg GK. N-Acetylcysteine: a review of clinical usefulness (an old drug with new tricks). J Nutr Metab 2021; 2021:9949453.

40. Tenório MCdS, Graciliano NG, Moura FA, et al. N-Acetylcysteine (NAC) Impacts on human health. Antiox 2021; 10:967.

41. Zeevalk GD, Bernard LP, and Guilford FT. Liposomal-glutathione provides maintenance of intracellular glutathione and neuroprotection in mesencephalic neuronal cells. Neurochem Res 2010; 35:1575-1587.

26. Bouachour G, Tirot P, et al. Hemodynamic changes in acute adrenal insufficiency (pheochromocytoma). Intensive Care Med 1994; 20(2):138-141.

27. Carrithers D, Murray C, et al. Dissecting the mechanisms for increased glutathione in individuals with HIV infection. Clin Dev Immunol 2012; 2012:734125.

28. Ly J, Lagman M, Saing T, et al. Liposomal glutathione supplementation restores TH1 cytokine response to Mycobacterium tuberculosis infection in HIV-infected individuals. J Interferon Cytokine Res 2015; 35(11):875-887.

29. Flaring UB, Rooyackers OE, Hebert C, et al. Temporal changes in whole-blood and plasma glutathione in ICU patients with multiple organ failure. Intensive Care Med 2005; 31(7):1072-1078.

30. Fineman L, Bettman V, Hanssen G, et al. Evaluation of vitamin E deficiency in patients with adult respiratory distress syndrome. Am J Med Sci 1993; 305(6):1-5.

31. Feijo CJ, Pardo I, Ieguia B, et al. Hypovitaminosis C in hospitalized patients. Eur J Intern Med 2001; 12:333-335.

32. Marik PE, Khangoora V, Rivera R, et al. Hydrocortisone, vitamin C, and thiamine for the treatment of severe sepsis and septic shock. Chest 2017; 151(6):1229-1238.

33. Huet O, Chereau C, Nicco C, et al. Pivotal role of glutathione depletion in plasma-induced endothelial oxidative stress during sepsis. Crit Care Med 2008; 36(8):2328-2334.

34. Kosower NS, Kosower EM. The glutathione status of cells. Int Rev Cytol 1978; 54:109-160.

35. Matteucci P. The effect of aging on leukocyte and plasma glutathione and sulfur amino acid concentration. Mech Ageing Dev 1990.

36. Smith LJ, Anderson J, Simmons-Grab M, Hudson VL. Effect of testing on hypoxemia, lung injury in mice. Role of glutathione. Am Rev Resp Dis 1990; 141:1418-19.

37. Aquila G, Morbini A, Biason S, et al. Acetylcysteine as an antioxidant and disulfide breaking agent: the reasons why. Free Radic Res 2018; 52(7):751-762.

38. Jefferson LS, Rannels DE, Byrne BA, Rhodes ML. Oxidant lung injury: intervention with sulfhydryl agents. Lung 1985; 163:239.

39. Schwalfenberg GK. N-Acetylcysteine: a review of clinical usefulness (an old drug with new tricks). J Nutr Metab 2021; 2021:9949453.

40. Teskey MR JS, Obenheim NG, Maurya PK, et al. N-Acetylcysteine (NAC) impacts in human health. Antiox 2021; 10:967.

41. Zeevalk GD, Bernard LP, and Guilford FT. Liposomal glutathione provides a reservoir for intracellular glutathione and protection from oxidative stress in neuronal cells. Neurochem Res 2010; 35(10):1575-1587.

¿Cuándo es segura la oxigenoterapia?

13

> "En el análisis final, si pudiéramos protegernos de forma segura y eficaz contra la toxicidad del oxígeno, podríamos utilizar la oxigenoterapia con impunidad [...]"
>
> Barry Fanburg (1)

La cuestión del título de este capítulo se abordó en un editorial publicado en 1988 que se refería a la toxicidad del oxígeno en pacientes críticos (1). Ese editorial (escrito por un destacado especialista en cuidados pulmonares y críticos) enfatizaba la función de los antioxidantes endógenos en la protección contra la toxicidad del O_2 y recomendaba vigilar la depleción de antioxidantes en personas en riesgo por la toxicidad pulmonar de este elemento (p. ej., los pacientes dependientes de ventiladores y quienes tienen grandes necesidades de oxígeno). La atención a la protección antioxidante se refleja en uno de los comentarios finales del editorial, que es la cita introductoria de este capítulo.

Hoy, 33 años después (2021), la práctica estándar para prevenir la toxicidad pulmonar del oxígeno es limitar la concentración de este gas inhalado, sin tener en cuenta el estado de la protección antioxidante en los pulmones. Este capítulo demostrará la insensatez de dicha práctica, comenzando con una breve historia de cómo se descubrió el oxígeno, y sus manifestaciones tóxicas.

ANTECEDENTES HISTÓRICOS

El filósofo griego Empédocles fue el primero en proponer (hacia 450 a.C.) que toda la materia está representada por cuatro elementos indivisibles: tierra, aire, fuego y agua. Esto se convirtió en el dogma aceptado durante más de 2000 años, pero no sobrevivió a la segunda mitad del siglo XVIII, debido al descubrimiento del oxígeno. A continuación se presenta una breve reseña de los investigadores responsables del descubrimiento del O_2 y de su toxicidad inherente.

Joseph Priestley

Fue un teólogo y disidente inglés del siglo XVIII que participó de manera activa en el campo de la "química neumática" (el estudio de los gases o "aires"). El 1 de agosto de 1774, Priestley produjo un gas calentando una muestra de óxido mercúrico (HgO) y observó que "una vela ardía en este aire con una llama notablemente vigorosa" (2). Había provocado la siguiente reacción:

$$2\,HgO + calor \rightarrow 2\,Hg + O_2 \qquad (13.1)$$

El gas era oxígeno puro, pero Priestley interpretó de forma errónea el resultado, a causa de su creencia en la *teoría del flogisto de la combustión*, que afirmaba que las sustancias arden porque contienen un elemento promotor del fuego llamado flogisto, que se libera en el aire durante el proceso de combustión. Según aquella idea, cuando el aire se satura de flogisto, la combustión cesa. Así, Priestley llegó a la conclusión de que el gas que favorecía la llama estaba desprovisto de flogisto (lo que facilitaría la liberación de flogisto del material en combustión), y lo denominó "aire desflogisticado".

Priestley tenía una preocupación con aquel gas que aumentaba la llama, la cual expuso de la siguiente manera (2):

> [...] ya que, como una vela se consume mucho más rápido en el aire desflogisticado que en el aire común, así podríamos, como puede decirse, vivir demasiado rápido, y las facultades animales agotarse demasiado pronto, en este tipo de aire puro.

Así, aunque Joseph Priestley se equivocó al identificar su gas potenciador de la llama, dio en el clavo al identificar el potencial destructivo del gas novedoso.

(*Nota:* Tres años antes del experimento de Priestley, un químico sueco llamado Carl Wilhelm Scheele produjo oxígeno calentando óxido mercúrico. Llamó a ese gas "aire de fuego" pero, al igual que Priestley, interpretó sus hallazgos según la teoría del flogisto de la combustión. Scheele no publicó sus descubrimientos durante varios años, por lo que quedó relegado a un segundo plano en los relatos históricos sobre cómo se descubrió el oxígeno).

Antoine Lavoisier

Poco después de que Priestley produjera el gas que aumenta la llama, viajó a Francia de vacaciones y tuvo la oportunidad de describir sus descubrimientos al célebre químico francés Antoine Lavoisier, quien se había mostrado escéptico respecto a la teoría del flogisto, porque había observado que los metales aumentan de peso cuando se queman, cuando tendrían que perder peso si la combustión libera flogisto. También tenía una mala opinión de Joseph Priestley, cuyo trabajo consideraba "un tejido de experimentos apenas interrumpido por algún razonamiento" (3). No obstante, Lavoisier repitió el experimento de Priestley y produjo el gas que potencia la llama. A continuación, calentó una muestra de mercurio que se introdujo en el gas, utilizando un aparato como el de la figura 13.1. (Lavoisier estaba invirtiendo el proceso químico que producía el gas). El mercurio ganó peso mientras se quemaba, y el gas perdió una cantidad equivalente de peso, por lo que Lavoisier concluyó que el elemento promotor del fuego estaba en el gas, no en el material que se quemaba. Llamó a ese elemento "oxígeno" (4), que significa "productor de ácido" (basándose en la idea errónea de Lavoisier de que las reacciones con el oxígeno siempre generan ácidos).

De este modo, Lavoisier desacreditó al mismo tiempo el dominio de 100 años de la teoría del flogisto de la combustión y la creencia de 2000 años de que el aire era un elemento único e indivisible. Lavoisier presentó sus descubrimientos en 1777, pero omitió mencionar la contribución de Priestley; como resultado, se le atribuyó el descubrimiento del oxígeno. En los muchos años que trabajó con el oxígeno, Lavoisier no informó de ningún efecto adverso, aunque sí observó que los ratones de laboratorio parecían enfermar cuando se les dejaba en un entorno de O_2 puro durante más de unas horas (3).

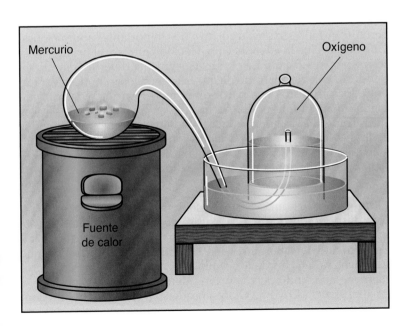

FIGURA 13.1 El aparato utilizado por Antoine Lavoisier en el descubrimiento del oxígeno. Consulte el texto para ampliar la explicación.

Thomas Beddoes

Basándose en los trabajos de Lavoisier con el oxígeno, un médico británico emprendedor llamado Thomas Beddoes abrió el primer Instituto Neumático (en 1798), donde se utilizaría la inhalación de O_2 y otros "gases artificiales" para tratar diversas enfermedades, en especial la tuberculosis (que causaba 1 de cada 4 muertes en Inglaterra en aquella época). Beddoes conocía las observaciones de Lavoisier sobre cómo los animales lucían enfermos tras ser expuestos de forma prolongada al 100% de O_2. Así que realizó un experimento (con gatitos) en el que expuso a un animal al 80% de O_2 durante 17 horas, y a otro lo dejó respirar aire ambiente (5). A continuación, practicó la eutanasia a los animales y observó que el expuesto al O_2 elevado tenía inflamación en los pulmones y en la pleura, que no estaba presente en el animal de control. Beddoes concluyó lo siguiente (5):

> Parece que el aire oxigenado, cuando se inspira puro, o casi, aumenta los movimientos internos hasta producir una inflamación peligrosa y mortal.

Éste es quizá el primer informe documentado de lesión tisular por hiperoxia.

El Pneumatic Institute no logró producir las curas esperadas y fue cerrado en 1807, sin embargo, hizo dos importantes aportaciones. Una de ellas fue la introducción del óxido nitroso, el primer anestésico por inhalación. La otra es la siguiente divertida anécdota: Beddoes se había enterado de que la tuberculosis era poco común entre los carniceros y, a partir de esta observación, conjeturó de alguna manera que podía haber algo en el aliento de las vacas que erradicaba la enfermedad. Decidió colocar algunos bovinos en las habitaciones de los pacientes con tuberculosis avanzada (6), sólo para descubrir que su "terapia de la vaca en casa" sólo logró llenar las habitaciones de estiércol.

Paul Bert

El informe de Thomas Beddoes sobre la hiperoxia y la inflamación despertó poco interés, y pasaron casi 100 años antes de que apareciera el siguiente informe sobre la toxicidad del O_2 (en 1878). Éste provino del laboratorio de Paul Bert, un fisiólogo francés que estudiaba los efectos de los cambios extremos de la presión barométrica. Utilizando perros y aves, demostró que la exposición a ≥ 5 atmósferas (ATM) de O_2 desencadenaba convulsiones de gran mal que podían ser mortales (7). Las convulsiones inducidas por la hiperoxia también están documentadas en humanos (sobre todo a partir de estudios en buzos submarinos), y se identifica un umbral de convulsiones de 1.7 ATM (de 100% de O_2) (8). (Esto corresponde a una PO_2 de 1292 mm Hg a nivel del mar.) Sin embargo, existe considerable variabilidad en el umbral de convulsiones, y está documentada la tolerancia a 3 ATM ($PO_2 = 2280$ mm Hg a nivel del mar) en sujetos de prueba individuales (8).

James Lorrain Smith

Unos 20 años después del descubrimiento de Paul Bert sobre la toxicidad del O_2 en el sistema nervioso central, un patólogo escocés llamado James Lorrain Smith estudió grados menos severos de hiperoxia, y observó que los ratones de laboratorio expuestos al 100% de O_2 a 0.74-0.8 ATM desarrollaron insuficiencia respiratoria sin actividad convulsiva, y murieron después de una media de cuatro días (9). A continuación, Lorrain Smith describe los hallazgos microscópicos en los pulmones de ratones que inhalaron O_2 al 100% a 1.3 ATM durante 90 horas (9):

> Los alvéolos estaban en gran medida llenos de un exudado que era granular y fibrilado [...] No se encontraban microorganismos. Esta condición neumológica era universal [...]

Esta imagen de edema pulmonar exudativo difuso es la primera descripción de los cambios microscópicos por toxicidad del oxígeno en los pulmones.

TOXICIDAD DEL OXÍGENO NORMOBÁRICO

La respiración prolongada de O_2 a presión de 1 ATM produce una lesión inflamatoria difusa en los pulmones que es muy similar a los cambios patológicos del *síndrome de dificultad respiratoria aguda*. El proceso comienza con el daño oxidativo en el revestimiento endotelial de los capilares pulmonares (10,11); esto promueve la adhesión y activación de los neutrófilos circulantes, y el aumento asociado de la permeabilidad capilar conduce a la invasión del parénquima pulmonar por exudado inflamatorio. Los cambios oxidativos en los macrófagos pulmonares conducen a la liberación de citocinas proinflamatorias, lo que perpetúa la invasión inflamatoria de los pulmones. La inflamación persistente conduce entonces a fibrosis irreversible e hipertensión pulmonar (11). Las células epiteliales alveolares son resistentes a la lesión hiperóxica en muchas, pero no en todas, las especies animales estudiadas (10,11).

Variabilidad

La mayoría de los estudios experimentales sobre la toxicidad pulmonar del O_2 se han realizado en animales, y existe variabilidad significativa en la susceptibilidad a la toxicidad del O_2 en las diferentes especies. Esto se muestra en la tabla 13.1 (12-14). Algunas de las diferencias (p. ej., entre los animales de sangre fría y los

Tabla 13.1 Variabilidad entre especies en el riesgo de toxicidad por oxígeno	
Especies	**Supervivencia con 100% de O_2**
Animales de sangre fría Ranas Tortugas marinas	Varias semanas
Aves Pollos Codornices	10-15 días
Primates no humanos Babuinos Monos	4-7 días
Animales pequeños Conejillos de Indias Hámsteres Ratones Ratas	2-5 días
Humanos	??

De las referencias 12-14.

animales pequeños) se explican por la tasa metabólica, que tiene relación directa con el riesgo de lesión oxidativa. También existe variabilidad dentro de las especies en función del sexo (es decir, los machos tienen mayor riesgo que las hembras) y de la edad (los animales adultos tienen mayor riesgo que los inmaduros) (11).

Estudios en humanos

La realización de experimentos para identificar la dosis letal de O_2 no es factible en humanos, pero se ha expuesto a voluntarios sanos a 100% de O_2 durante hasta 48 horas (15). El primer signo de toxicidad por oxígeno es una traqueobronquitis que produce tos seca y dolor en el pecho. El síntoma inicia luego de 4 a 22 horas (11) y precede a cualquier cambio en la función pulmonar. La evidencia más temprana de la afectación del parénquima pulmonar es la disminución de la capacidad vital, que se registra luego de 25 a 30 horas (15). Sin embargo, la capacidad vital no es un marcador sensible de los eventos tisulares, ya que el lavado broncoalveolar después de 17 horas de respirar >95% de O_2 ha mostrado aumento de la concentración de albúmina en el líquido de lavado, lo que indica una fuga alveolar-capilar (16). La exposición al 100% de O_2 durante sólo dos horas dio lugar a evidencias de peroxidación lipídica en los pulmones, determinadas por aumento del pentano (un producto volátil de la peroxidación lipídica) en el aliento de sujetos de prueba (17).

Los pacientes que requieren altas concentraciones de O_2 inhalado suelen tener disfunción cardiopulmonar grave, y muchos necesitan ventilación mecánica. Se desconoce la influencia de la enfermedad pulmonar en la susceptibilidad a la toxicidad del O_2, pero hay pruebas de que *la hiperoxia es más perjudicial cuando se combina con la ventilación mecánica* (18). Un estudio evaluó la exposición prolongada (60 a 70 horas) al 100% de O_2 durante la ventilación mecánica (19). En ese ensayo participaron 10 pacientes que cumplían los criterios de muerte cerebral y no tenían ninguna enfermedad cardiopulmonar: cinco de ellos fueron ventilados con aire ambiente y cinco más recibieron O_2 al 100%. La ventilación mecánica se mantuvo durante más de 60 horas. Los sujetos expuestos a la hiperoxia mostraron disminución significativa del intercambio alveolar-capilar de O_2 después de 40 horas, pero no hubo otras diferencias con respecto a los ventilados con aire ambiente (incluido el examen microscópico de las muestras pulmonares *post mortem*).

La escasa experiencia con hiperoxia prolongada en humanos hace difícil determinar la susceptibilidad a la lesión pulmonar hiperóxica. Para complicar aún más la cuestión, hay varios factores que influyen en el riesgo de lesión pulmonar por hiperoxia, al margen de la especie; tales factores se presentan en la tabla 13.2. Observe el efecto protector de la respiración de O_2 de bajo nivel durante 3 a 5 días (quizá por la producción inducida de antioxidantes) (11). El factor que encabeza la lista de la tabla 13.2 es el objeto de la siguiente sección.

AGOTAMIENTO DE LOS ANTIOXIDANTES

El mayor riesgo de lesión pulmonar hiperóxica se produce en los pacientes en estado crítico, que a menudo son dependientes de la ventilación, están desnutridos, son hipermetabólicos y reciben concentraciones relativamente altas de oxígeno inhalado. Por desgracia, el agotamiento de los antioxidantes es común en esos casos (20-23), como se describe en el capítulo 12. El efecto agravante del agotamiento de antioxidantes en la toxicidad pulmonar del O_2 se demuestra en la figura 13.2 (24).

Tabla 13.2	Factores que influyen en el riesgo de lesión pulmonar por hiperoxia
Mayor riesgo	1. Agotamiento de antioxidantes (p. ej., por desnutrición) 2. Infección por HIV (a través del agotamiento selectivo del glutatión) 3. Ventilación mecánica (en especial con volúmenes corrientes altos) 4. Aumento de la tasa metabólica (p. ej., por epinefrina, septicemia, fiebre) 5. Enfermedades pulmonares que favorecen el estrés oxidativo (?) 6. Edad avanzada 7. Agentes quimioterapéuticos (p. ej., bleomicina, metotrexato) 8. Radioterapia en curso
Disminución del riesgo	1. Respiración de O_2 de bajo nivel durante 3-5 días 2. Disminución de la tasa metabólica (p. ej., hipotermia)

El origen de la depleción de antioxidantes en individuos en estado crítico es el aumento de la utilización (casi siempre en respuesta a trastornos inflamatorios que elevan la producción de especies reactivas de oxígeno) combinado con una dieta inadecuada. También hay pruebas de que la toxicidad pulmonar por O_2 agota los antioxidantes (véase la figura 12.4) (25), lo que crea un bucle de retroalimentación positiva que puede conducir a la rápida progresión de la lesión pulmonar hiperóxica.

Ingesta dietética

El apoyo nutricional en los pacientes dependientes de respirador artificial suele proporcionarse mediante fórmulas de alimentación líquida administradas en el estómago o el duodeno. Los regímenes de alimentación aportan la ingesta diaria recomendada (RDA, *recommended dietary allowance*) de nutrientes que promueven la protección antioxidante, como el zinc, el cobre, el manganeso, el selenio, las vitaminas A, C y E, además de los aminoácidos. Sin embargo, la RDA refleja las necesidades mínimas para conservar la salud (no para recuperarla), y tal vez subestima lo que se necesita durante los periodos de estrés oxidativo. Además, la ingesta de nutrientes quizá se vea reducida por los episodios en que se mantiene la alimentación por sonda a causa de la regurgitación o los altos volúmenes residuales gástricos.

Glutatión

El glutatión (GSH) es un tripéptido que contiene sulfhidrilos (glutamina, cisteína y glicina); es un importante antioxidante intracelular y fuente destacada de protección antioxidante en los pulmones (véase el capítulo 12). Se suele pasar por alto en las consideraciones dietéticas, porque se produce *de novo* en las células; sin embargo, la dieta sigue siendo un determinante importante del GSH intracelular, por las siguientes razones. En primer lugar, los componentes aminoácidos del GSH son "condicionalmente esenciales", lo que significa que las fuentes dietéticas son necesarias durante los periodos de mayor actividad metabólica. En segundo lugar, las acciones antioxidantes del GSH son el resultado de un grupo sulfhidrilo (SH) en la fracción de cisteína, por lo que se necesita una fuente dietética de azufre para mantener la producción de cisteína. (El aminoácido que contiene azufre, la metionina, es una fuente típica de azufre en la dieta). Por último, existe recambio rápido de GSH (p. ej., la vida media del GSH es inferior a una hora en los riñones) (26), por lo que se necesita suministro constante de azufre para mantener la producción de GSH.

La importancia de la dieta para mantener los valores de GSH se muestra en la figura 13.3. En este caso, se sometió a adultos sanos a siete días de ayuno y se vigilaron los valores de GSH en

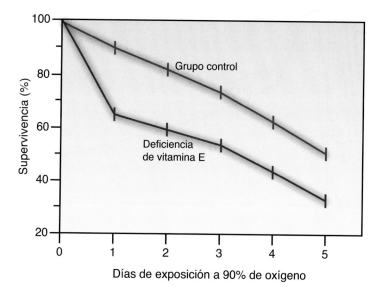

FIGURA 13.2 Efecto de la deficiencia de vitamina E (producida por la restricción de la dieta) sobre la tasa de mortalidad en ratas de laboratorio que respiran oxígeno a 90%. Datos de la referencia 24.

los leucocitos circulantes (27). Observe el descenso constante del GSH intracelular, cuya reducción llega a 50% respecto a la línea de base al cabo de siete días. Se observaron resultados similares en estudios con animales, donde el ayuno de tres días provocó disminución de 41% en los valores de GSH en los pulmones (28). Se espera un descenso más drástico del GSH en presencia de estrés oxidativo.

Comentario

La práctica convencional define el riesgo de lesión pulmonar hiperóxica sólo en función de la concentración fraccional de O_2 inspirado (FIO_2). La respuesta popular a la pregunta del título de este capítulo sería que la terapia de O_2 es segura para todos los pacientes cuando la FIO_2 es ≤50%. Esta cifra se basa en los estudios que demuestran que los niveles de FIO_2 más altos se acompañan de

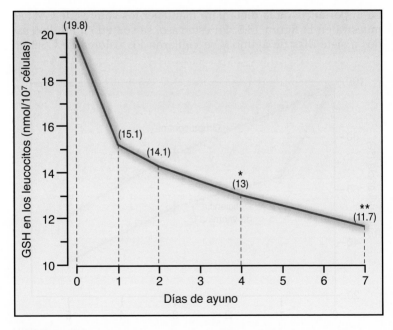

FIGURA 13.3 Cambios en el nivel de glutatión (GSH) en los leucocitos circulantes durante siete días de ayuno en ocho adultos sanos. Los números entre paréntesis representan los valores medios. El asterisco indica un cambio significativo ($p < 0.05$) respecto a la línea de base (a las cero horas), y el doble asterisco señala un cambio significativo ($p < 0.05$) respecto a la medición anterior. Datos de la referencia 27.

aumento de la adición venosa (una manifestación de la derivación intrapulmonar) (29). Sin embargo, se trata de un efecto hemodinámico agudo del oxígeno (es decir, vasodilatación pulmonar con aumento del flujo sanguíneo pulmonar) que no tiene relación con la toxicidad pulmonar del O_2; una condición caracterizada por la lesión pulmonar inflamatoria.

Teniendo en cuenta la incertidumbre sobre la susceptibilidad a la lesión pulmonar hiperóxica en los humanos, y los múltiples factores que influyen en esta susceptibilidad (tabla 13.2), la respuesta adecuada a la pregunta del título de este capítulo sería que *no es posible identificar un nivel de oxígeno inspirado que sea seguro o tóxico en cualquier paciente individual.* La información sobre el estado de la protección antioxidante (y los demás factores de la tabla 13.2) es fundamental para evaluar el riesgo de toxicidad pulmonar del O_2.

Estado de los antioxidantes

La práctica actual de ignorar el agotamiento de antioxidantes subestima el riesgo de lesión pulmonar hiperóxica. Como resultado, esta lesión es quizá más común de lo que se sospecha en pacientes enfermos de gravedad, dependientes de ventilador o desnutridos (ya que el agotamiento de antioxidantes es común en tales casos). En estos pacientes debe vigilarse el estado de los antioxidantes, como el GSH, la vitamina C, la vitamina E y el selenio, además de corregir cualquier deficiencia.

Análisis del aire exhalado

El riesgo de lesión pulmonar hiperóxica se evalúa mejor al medir el estrés oxidativo en los pulmones. Este recurso es posible porque la peroxidación lipídica genera subproductos volátiles que pueden medirse en el aliento. Existen varios subproductos volátiles, como los alcanos (pentano, etano y octano) y los aldehídos (pentanal y hexanal). Cada uno de ellos se ha medido en los condensados del aire exhalado, y los niveles elevados sirven como marcadores de inflamación y lesión oxidativa en los pulmones (17,30). Por desgracia, el análisis del aliento no está disponible para la atención de los pacientes. (Hay una empresa en los Países Bajos llamada eNose que tiene un dispositivo para el análisis del aire exhalado, pero su objetivo actual se centra en el cáncer de pulmón y de colon).

RESUMEN

Este capítulo se centra en la toxicidad por oxígeno "normobárico" y en los factores que aumentan o disminuyen la susceptibilidad a la toxicidad por O_2. El objetivo es desarticular el dogma sobre el riesgo de lesión pulmonar hiperóxica. Los siguientes puntos son relevantes:

1. La mayoría del conocimiento actual sobre la toxicidad pulmonar del O_2 procede de estudios con animales, en especial ejemplares pequeños como los ratones y ratas de laboratorio. Sin embargo, la susceptibilidad a la toxicidad del O_2 varía en las distintas especies, y es mayor en los especímenes que se estudian con más frecuencia: los pequeños animales de laboratorio. Así que muchos datos sobre la toxicidad pulmonar del O_2 no pueden aplicarse a los humanos.

2. El riesgo de lesión pulmonar hiperóxica aumenta por la ventilación mecánica y el agotamiento de antioxidantes, y ambas condiciones son comunes en los pacientes críticos.

3. La enseñanza tradicional de que una F_{IO_2} >50% representa un riesgo de lesión pulmonar hiperóxica se basa en el aumento observado de la derivación intrapulmonar que se produce con F_{IO_2} superior a 50%. Sin embargo, esto es el resultado del desajuste ventilación-perfusión inducido por el oxígeno, que no está relacionado con la lesión pulmonar inflamatoria que caracteriza a la toxicidad pulmonar por O_2.

4. No se considera el estado de la protección antioxidante a la hora de evaluar el riesgo de lesión pulmonar hiperóxica. Esto es problemático en los pacientes graves, porque el agotamiento antioxidante es común en ellos. Como resultado, se subestima el riesgo de lesión pulmonar hiperóxica y la afección es más común de lo que se sospecha.

5. La vigilancia del estado de la protección antioxidante debe ser una práctica común durante la oxigenoterapia en pacientes dependientes del ventilador, desnutridos o que respiran mezclas de gases hiperóxicos.

6. En última instancia, el riesgo de lesión pulmonar hiperóxica debe evaluarse mediante la medición del estrés oxidativo en los pulmones. El análisis de gases espiratorios podría proporcionar esa medida, pero aún no está disponible para la atención de los pacientes.

REFERENCIAS

1. Fanburg BL. Oxygen toxicity: why can't a human be more like a turtle. J Intensive Care Med 1988; 3:134-136.

2. Priestley J. Experiments and observations on different kinds of air. London: J. Johnson, 1775. In: Fulton JF, Wilson LG, eds. Selected Readings in the History of Physiology. 2nd ed., Springfield: Charles C Thomas, 1966:127-132.

3. Bell MS. Lavoisier in the Year One: The Birth of a New Science in an Age of Revolution. New York: W.W. Norton & Co., 2005.

4. Lavoisier A-L, Pierre S, Marquis de La Place. Memoir on Heat, 1780. In: Fulton JF, Wilson LG (eds). Selected Readings in the History of Physiology. Springfield, IL: Charles C. Thomas, 1966:127-132.

5. Beddoes B, Watt J. Considerations on the Medicinal Use of Factitious Airs, and on the Manner of Obtaining Them in Large Quantities. Bristol: Bulgin and Rosser, 1794. (Available in Google Books)

6. Jay M. The Atmosphere of Heaven. The Unnatural Experiments of Dr. Beddoes and His Sons of Genius. New Haven: Yale University Press, 2009:292.

7. Bert P. La Pression Barometrique: Recherches de Physiologie Experimentale. Paris: G. Masson, 1878. Translated by Hitchcock MA and Hitchcock FA and published as Barometric Pressure: Researches in Experimental Physiology. Bethesda: Underseas Medical Society, 1978.

8. Acott C. Oxygen toxicity. A brief history of oxygen in diving. SPUMS J 1999; 29:150-155. (A publication of the South Pacific Underwater Medical Society.)

9. Balentine JD. Pathology of Oxygen Toxicity. New York: Academic Press, 1982:12-13.

10. Crapo JD, Barry BE, Foscue HA, Shelburne J. Structural and biochemical changes in rat lungs occurring during exposure to lethal and adaptive doses of oxygen. Am Rev Respir Dis 1980; 122:123-143.

11. Klein J. Normobaric pulmonary oxygen toxicity. Anesth Analg 1990; 70:195-207.

12. Deneke SM, Fanburg BL. Normobaric oxygen toxicity of the lung. N Engl J Med 1980; 303:76-86.

13. Clark JM, Lambertsen CJ. Pulmonary oxygen toxicity: a review. Pharmacol Rev 1971; 23:37-133.

14. Fracica PJ, Knapp MJ, Piantadosi CA, et al. Responses of baboons to prolonged hyperoxia: physiology and quantitative pathology. J Appl Physiol 1991; 71:2352-2362.

15. Caldwell PRB, Lee WL, Schildkraut HS, Archibald ER. Changes in lung volume, diffusing capacity, and blood gases in men breathing oxygen. J Appl Physiol 1966; 21:1477-1483.

16. Davis WB, Rennard SI, Bitterman PB, Crystal RG. Pulmonary oxygen toxicity. Early reversible changes in human alveolar structures induced by hyperoxia. N Engl J Med 1983; 309:878-883.

17. Loiseaux-Meunier MN, Bedu M, Gentou C, et al. Oxygen toxicity: simultaneous measure of pentane and malondialdehyde in humans exposed to hyperoxia. Biomed Pharmacother 2001; 55:163-169.

18. Sinclair SE, Altemier WA, Matute-Bello G, Chi EY. Augmented lung injury due to interaction between hyperoxia and mechanical ventilation. Crit Care Med 2004; 32:2496-2501.

19. Barber RE, Lee J, Hamilton WK. Oxygen toxicity in man. A prospective study in patients with irreversible brain damage. N Engl J Med 1970; 283:1478-1484.

20. Fläring UB, Rooyackers OE, Hebert C, et al. Temporal changes in whole-blood and plasma glutathione in ICU patients with multiple organ failure. Intensive Care Med 2005; 31:1072-1078.

21. Selenium in Intensive Care (SIC): results of a prospective randomized, placebo-controlled, multiple-center study in patients with severe systemic inflammatory response syndrome, sepsis, and septic shock. Crit Care Med 2007; 35:118-126.

22. Pincemail J, Bertrans Y, Hanique G, et al. Evaluation of vitamin E deficiency in patients with adult respiratory distress syndrome. Ann NY Acad Sci 1989; 570:498-500.

23. Marik P, Khangoora V, Rivera R, et al. Hydrocortisone, vitamin C, and thiamine for the treatment of severe sepsis and septic shock. Chest 2017; 151:1229-1238.

24. Tierney DF, Ayers L, Kasuyama RS. Altered sensitivity to oxygen toxicity. Am Rev Respir Dis 1977; 115:59-65.

25. Patterson CE, Butler JA, Byrne JA, Rhodes ML. Oxidant lung injury: intervention with sulfhydryl agents. Lung 1985; 163:23-32.

26. Kosower NS, Kosower EM. The glutathione status of cells. Int Rev Cytol 1978; 54:109-160.

27. Martensson J The effect of fasting on leukocyte and plasma glutathione and sulfur amino acid concentrations. Metab 1986; 35:118-121.

28. Smith LJ, Anderson J, Shamsuddin M, Hsueh W. Effect of fasting on hyperoxic lung injury in mice. Role of glutathione. Am Rev Respir Dis 1990; 141:141-149.

29. Register SD, Downs JB, Stock MC, Kirby RF. Is 50% oxygen harmful? Crit Care Med 1987; 15:598-601.

30. Bos KDJ. Diagnosis of acute respiratory distress syndrome by exhaled breath analysis. Ann Transl Med 2018; 6:33.

31. Müller-Wurtz LM, Kiefer D, Knauf J, et al. Differential response of pentanal and hexanal exhalation to supplemental oxygen and mechanical ventilation in rats. Molecules 2021; 26:2752.

SECCIÓN III

¿Y ahora qué?

14

¿Cuál es el nuevo paradigma del oxígeno?

"El progreso fundamental tiene que ver con la reinterpretación de las ideas básicas".

Alfred North Whitehead (1861–1947)

Este libro se centra en el lado destructivo del oxígeno y propone que el cuerpo humano está diseñado para limitar su exposición a ese elemento, lo que reduce el riesgo de lesiones oxidativas en los tejidos. Esto es contrario a la noción popular de que el organismo prospera con el oxígeno, y desafía las creencias tradicionales sobre cómo está diseñado el cuerpo, cómo morimos y cómo deben tratarse ciertas poblaciones de pacientes. Algunos de estos cambios perceptivos se incluyen en la tabla 14.1.

El presente capítulo resume la información relevante que apoya este nuevo "paradigma". Las implicaciones clínicas del paradigma se presentan al final.

CARACTERÍSTICAS RELEVANTES

El sistema cardiorrespiratorio

Uno de los conceptos arraigados en el "mito del oxígeno" es la noción de que el corazón y los pulmones se dedican sobre todo al suministro de O_2 a los tejidos. Esto se descarta en el capítulo 1, que incluye la siguiente información:

1. El sistema ventilatorio está diseñado para controlar la eliminación de CO_2.
2. El gasto cardiaco está controlado por el retorno venoso, lo que sugiere que la eliminación de los productos de desecho metabólicos (p. ej., el CO_2) es más importante que el suministro de O_2.
3. Cualquier cambio en el gasto cardiaco tiene influencia mucho mayor en la eliminación de CO_2 que en el suministro de O_2 (figura 1.3).

Estas observaciones indican que *el corazón y los pulmones se ocupan más en eliminar CO_2 que en suministrar O_2*. Esto es un reflejo de la abundancia relativa del CO_2 sobre el O_2, como se muestra en la tabla 1.1. La diferencia se explica por las propiedades fisicoquímicas de estos gases. Es decir, mientras que el O_2 no se

Tabla 14.1   Cambio de perspectivas sobre el diseño humano

1. La función principal del corazón y los pulmones no es el suministro de O_2, sino el transporte y la eliminación de CO_2.

2. La función principal de la hemoglobina es la eliminación de CO_2, no el aporte de O_2.

3. La hemoglobina retiene el O_2 tisular, ya que hasta 50% de las moléculas de hemoglobina nunca liberan O_2 en los tejidos.

4. En los tejidos el entorno es pobre en oxígeno y el metabolismo aeróbico está diseñado para funcionar en esas condiciones.

5. Los intentos de mejorar la oxigenación de los tejidos con la inhalación de O_2 y las transfusiones de glóbulos rojos provocan contramedidas diseñadas para mantener el entorno tisular pobre en oxígeno.

→ 6. Todas las características anteriores están diseñadas para limitar la exposición al oxígeno, porque este elemento y sus derivados reactivos son moléculas destructivas, capaces de provocar lesiones celulares letales.

disuelve con facilidad en el agua (plasma), el CO_2 reacciona de forma química con el agua y produce ácido carbónico (ecuación 14.1), y esta reacción crea un "reservorio" que transporta grandes volúmenes de CO_2. Dicho proceso identifica al CO_2 como un ácido (volátil), lo cual hace que los pulmones sean el principal órgano de excreción de ácido.

Hemoglobina

Otro rasgo arraigado del "mito del oxígeno" es la percepción de que la hemoglobina es un vehículo dedicado a la entrega de O_2 a los tejidos. Esto se aborda en el capítulo 2, que ofrece la siguiente información:

1. La masa de la hemoglobina circulante es 2.5 veces mayor que la masa del corazón. Sin embargo, entre 25 y 50% de las moléculas de hemoglobina circulante nunca liberan O_2 en los tejidos.

2. El gran tamaño de la reserva de hemoglobina se debe a que también participa en el transporte y la eliminación de CO_2.

En este papel, la hemoglobina sirve de tampón para el ácido carbónico generado por el CO_2. La capacidad de tampón de la hemoglobina es más de seis veces mayor que la capacidad de tampón total de todas las proteínas plasmáticas (tabla 2.2).

3. El volumen de CO_2 transportado por la hemoglobina es tres veces mayor que el volumen de O_2 transportado (tabla 2.3).

Como en el caso del gasto cardiaco, *la hemoglobina está más implicada en el transporte de CO_2 que en el de O_2*. Además, para llevar a cabo la tarea de transporte de CO_2, la hemoglobina sirve como el principal amortiguador en el torrente sanguíneo. La implicación con el transporte de CO_2 otorga a la hemoglobina una función mucho mayor que la de transportar O_2.

Bicarbonato plasmático

El papel amortiguador de la hemoglobina tiene implicaciones en la percepción del bicarbonato plasmático como tampón. Esto se explica mediante la reacción que genera el ácido carbónico (H_2CO_3):

$$CO_2 + H_2O \leftrightarrow H_2CO_3 \leftrightarrow H^+ + HCO_3^- \qquad (14.1)$$

Esta reacción se produce sobre todo en los glóbulos rojos (donde se encuentra la enzima anhidrasa carbónica). Entonces, el H^+ es amortiguado por la hemoglobina, y el HCO_3^- pasa al plasma a cambio de iones de cloruro (figura 2.3). Esto significa que *el HCO_3^- plasmático es un reflejo del transporte de CO_2, y no es un amortiguador primario*.

Oxigenación de los tejidos

La pieza central del nuevo paradigma del oxígeno es su escasez en los tejidos, que es un reflejo de su relativa insolubilidad en los fluidos acuosos. Esto se demuestra en el capítulo 3. La información de ese capítulo puede resumirse como sigue:

1. Un adulto sano de tamaño medio tiene menos de un litro de oxígeno corporal total, del cual el 98% está unido a la hemoglobina. Como se muestra en la tabla 3.2, el volumen total de O_2 en todos los tejidos del cuerpo es de apenas unos 14 mL (es decir, más o menos una cucharada), y sólo hay de 3 a 4 mL en las células (es decir, menos de una cucharadita).

2. El metabolismo aeróbico puede continuar a niveles de PO_2 de 1 mmHg e incluso más bajos (véase la sección "PO_2 crítica").

Esta información demuestra que, *por lo general, existe un entorno pobre en oxígeno en los tejidos, sobre todo en las células, y el metabolismo aeróbico está diseñado para continuar en dicho entorno*. La escasez de

O_2 en los tejidos explica por qué el corazón, los pulmones y la reserva de hemoglobina circulante no se ocupan tanto en el suministro de O_2, como suele percibirse.

El hombre como microaerófilo

Los seres humanos se clasifican, por costumbre, como "aerobios obligados", pues son organismos que requieren oxígeno para sobrevivir y deben vivir en un entorno rico en dicho elemento. Sin embargo, desde el punto de vista de nuestras partes funcionales (es decir, nuestras células), somos más afines a los "organismos microaerófilos", que son seres que requieren oxígeno para sobrevivir, pero que viven en un entorno restringido en esa molécula, porque se envenenan con ella. Esta distinción puede ayudar a corregir la importancia percibida de promover la oxigenación de los tejidos.

O_2 tisular y supervivencia

La noción de que el entorno pobre en oxígeno de los tejidos es el estado normal de las cosas parece diametralmente opuesta a la creencia tradicional de que un entorno de escaso oxígeno (es decir, hipoxia tisular) es una causa común de muerte. Esta discrepancia se aborda en el capítulo 4, donde se considera relevante la siguiente información:

1. La percepción de que la oxigenación tisular inadecuada es preludio común de la muerte se basa, en gran medida, en estudios que utilizan un aumento de los niveles de lactato en plasma (hiperlactatemia) como marcador del metabolismo anaeróbico. Sin embargo, hay varias condiciones patológicas donde la hiperlactatemia es de origen aeróbico (tabla 4.1), y una de estas circunstancias es la septicemia, que es una de las principales causas de muerte en todo el mundo.

2. El consenso emergente es que el aumento de la producción de lactato en condiciones de estrés metabólico (p. ej., el ejercicio y la septicemia) es de origen aeróbico, y que el lactato sirve como fuente adicional de energía (equivalente a la oxidación de la glucosa) en momentos de necesidad.

Excluyendo los estudios que utilizan la hiperlactatemia como marcador del metabolismo anaeróbico, *no hay pruebas de que la oxigenación tisular inadecuada (metabolismo anaeróbico) sea la vía final común en la muerte de los organismos aeróbicos.* De hecho, como se describe más adelante, la *presencia* de oxígeno puede ser responsable de la muerte de los organismos aeróbicos.

Esfuerzos para promover la oxigenación de los tejidos

Teniendo en cuenta que los tejidos funcionan con normalidad en un entorno pobre en oxígeno, los esfuerzos para promover la oxigenación tisular son a menudo innecesarios y pueden ser perjudiciales. Esta cuestión se aborda en los capítulos 5 y 6, para dos intervenciones populares destinadas a mejorar la oxigenación de los tejidos: la oxigenoterapia y las transfusiones de glóbulos rojos. Las siguientes observaciones son relevantes:

1. La oxigenoterapia tiene como objetivo aumentar la PO_2 arterial, mientras que las transfusiones de glóbulos rojos buscan aumentar los niveles de hemoglobina y hematocrito, y no hay pruebas de que ninguno de estos objetivos se acompañe del aumento de la oxigenación de los tejidos.

2. Tanto la oxigenoterapia como las transfusiones de glóbulos rojos provocan contramedidas destinadas a proteger los tejidos de aumentos innecesarios de la oxigenación. La oxigenoterapia promueve la vasoconstricción sistémica, mientras que las transfusiones de glóbulos rojos elevan la viscosidad de la sangre. Ambos efectos son impedimentos para el flujo sanguíneo, lo que limita o borra los aumentos esperados en la entrega de O_2 a los tejidos.

La existencia de contramedidas que se oponen a los intentos de aumentar la oxigenación de los tejidos es un testimonio de la importancia de mantener un entorno tisular bajo en O_2. Se trata de un "diseño inteligente"; es decir, mantener la escasez de oxígeno en los *tejidos es ventajoso, porque limita el riesgo de lesión tisular oxidativa* (véase la siguiente sección).

La naturaleza destructiva del oxígeno

La ventaja de limitar la exposición al oxígeno es conocida por cualquiera que utilice envases de plástico herméticos para mantener frescos los alimentos. El oxígeno altera las moléculas orgánicas y descompone la materia orgánica. Esta destrucción se ve potenciada *in vivo* por la producción de "especies reactivas del oxígeno" que son capaces de provocar lesiones celulares letales.

Hormesis

Las especies reactivas de oxígeno (ERO) no son siempre nuestros enemigos; es decir, durante el "metabolismo normal", pueden participar en una serie de respuestas fisiológicas. Sólo cuando la producción de ERO se acelera (p. ej., en la respuesta inflamatoria) se convierten en una fuente de lesiones tisulares. La condición en la que dosis bajas de un agente tóxico pueden tener efectos beneficiosos se conoce como *hormesis*.

Alcance del daño oxidativo

El amplio alcance de la lesión tisular oxidativa se demuestra en los capítulos 9 a 11, que describen la participación de las ERO

en los efectos dañinos de la inflamación, la radiación, el envejecimiento y las enfermedades relacionadas con la edad avanzada. La participación de las ERO en la lesión inflamatoria merece mención especial, porque hay diversas enfermedades en las
que la inflamación es importante (tabla 9.1), incluidos dos de los
trastornos más destacados y letales de los tiempos modernos:
la enfermedad cardiovascular y la septicemia. Por ello, la *lesión
oxidativa merece ser reconocida como una de las principales fuentes de
morbilidad y mortalidad en los tiempos modernos.* (*Nota:* la participación de las ERO en las enfermedades neoplásicas no se trata en
este libro, pero dicha implicación se suma al efecto de la lesión
oxidativa).

Mortalidad

La creencia generalizada de que la oxigenación tisular inadecuada
es la última vía común para la muerte se aborda en el capítulo 4, que
revela la falta de pruebas que apoyen esta suposición. De hecho, la
causa más común de muerte en las unidades de cuidados intensivos es el choque septicémico con fallo multiorgánico, donde el fallo
orgánico es resultado de una lesión tisular inflamatoria, por lo que
la lesión oxidativa es un preludio más probable de la muerte que la
oxigenación inadecuada. Dicho de otro modo, *es más probable que
la muerte esté relacionada con la presencia, no con la ausencia, de oxígeno.*

IMPLICACIONES CLÍNICAS

El nuevo paradigma del oxígeno impone una estrategia de gestión "protectora del oxígeno", en la que se pasa de promover la
oxigenación de los tejidos a reducir la lesión tisular oxidativa. Los
componentes de esta estrategia se enumeran en la tabla 14.2. Estas
medidas son relevantes en el cuidado de los pacientes agudos o enfermos de gravedad, que tienen el mayor riesgo de lesión oxidativa.

Terapia de oxígeno

El uso actual de la terapia de O_2 no se basa en las necesidades de
oxígeno de los tejidos, y es excesivo (capítulo 5). Se recomiendan
los siguientes cambios para no usar de más el oxígeno:
1. El umbral para la terapia de O_2 (SaO_2 < 90% o PaO_2 < 60
   mmHg) debería reducirse, porque no es el umbral de la alteración de la oxigenación tisular. De hecho, el umbral de
   la terapia de O_2 corresponde a la disminución de sólo 8%
   del contenido arterial de O_2, mientras que el umbral de las
   transfusiones de glóbulos rojos corresponde a disminuir
   en 64% el contenido arterial del elemento (figura 5.2). (Esto
   no sólo demuestra que se pueden tolerar niveles más bajos de oxigenación arterial, sino que también evidencia las

Tabla 14.2	Gestión de la protección del oxígeno

1. Cambiar el énfasis de la promoción de la oxigenación tisular a la reducción de la lesión tisular oxidativa.

2. Reducir el uso excesivo de la oxigenoterapia y de las transfusiones de glóbulos rojos, adoptando un enfoque más razonado de estas intervenciones.

3. Abandonar el uso del lactato plasmático como marcador del metabolismo anaeróbico.

4. Mantener la protección antioxidante.

5. Desarrollar una medida de oxidación biológica sin oposición para el cuidado de los pacientes.

normas arbitrarias de la terapia de O_2 y las transfusiones de glóbulos rojos). Bajar el umbral de la oxigenoterapia es un paso importante para reducir el uso excesivo de este elemento.

2. Dado que la vasoconstricción inducida por el oxígeno puede borrar el beneficio de un aumento de la PaO_2 o la SaO_2 (figura 5.5), se recomiendan las siguientes medidas, cuando sea posible, para calibrar la eficacia de la terapia de O_2:

    a. Gasto cardiaco

    b. PO_2 venosa central

La medición del gasto cardiaco determinará la influencia de la oxigenoterapia en el suministro de ese elemento (ecuación 5.3 en la página 65). Si esta medición no es posible, entonces la PO_2 venosa central será útil; es decir, la terapia de O_2 debería aumentar la PO_2 venosa central si el suministro de O_2 arterial ha aumentado (figura 2.2).

Medición del consumo de O_2

Obtener este parámetro de todo el cuerpo (VO_2) representa un enfoque más razonado de la oxigenoterapia. Es decir, el VO_2 normal indica que la oxigenación de los tejidos es suficiente para soportar el metabolismo aeróbico, y la terapia con O_2 no sería necesaria.

Transfusiones de glóbulos rojos

El uso actual de este recurso no se basa en las necesidades de O_2 de los tejidos y es excesivo (capítulo 6). Se aconseja lo siguiente como un enfoque más fisiológico de las transfusiones de glóbulos rojos, y que debería reducir la frecuencia de estos procedimientos.

1. Debe abandonarse el uso de la hemoglobina y el hematocrito para guiar las transfusiones de glóbulos rojos.
2. Una mejor guía para las transfusiones de glóbulos rojos es la diferencia de saturación de oxihemoglobina entre la sangre arterial y la venosa central (SaO_2 - SvO_2). Por lo común, es de alrededor de 25% (lo que indica que 25% de las moléculas de hemoglobina liberaron O_2 en los tejidos), y el aumento a 50% representa el límite de compensación de la anemia (figura 2.2). Por lo tanto, un (SaO_2 - SvO_2) de 50% puede utilizarse como "desencadenante de la transfusión".
3. Como se describió para la terapia con O_2, podría utilizarse una medida del consumo de O_2 de todo el cuerpo (VO_2) para determinar la necesidad de transfusiones de glóbulos rojos. Es decir, un VO_2 normal indica que la oxigenación de los tejidos es suficiente para soportar el metabolismo aeróbico, y no serían necesarias las transfusiones de glóbulos rojos.

Lactato plasmático

Tal vez ninguna medida ha creado más percepciones erróneas sobre la oxigenación de los tejidos que el nivel de lactato en plasma. La hiperlactatemia es el marcador tradicional del metabolismo anaeróbico y un signo de choque circulatorio, pero (como ya se comentó) la hiperlactatemia es a menudo de origen aeróbico.

Abandonar el lactato como marcador del metabolismo anaeróbico no sólo reduciría el número de intentos innecesarios y contraproducentes de promover la oxigenación de los tejidos, sino que también disminuiría el número de ingresos en la UCI.

Mantener la protección antioxidante

La atención de la protección antioxidante está respaldada por la evidencia de que el agotamiento de los antioxidantes es común en las condiciones asociadas con la lesión oxidativa (tabla 12.2), y es casi universal en los pacientes en estado crítico. Los antioxidantes que merecen atención (que se describen en el capítulo 12) son el *glutatión* (el principal antioxidante intracelular), la *vitamina E* (el antioxidante de las membranas celulares y las lipoproteínas) y la *vitamina C* (un eliminador de especies reactivas del oxígeno y que ayuda a regenerar la vitamina E). El *selenio* (un cofactor de la glutatión peroxidasa) y la *tiamina* (proporciona NADPH para mantener el glutatión en estado reducido o activo) también proporcionan apoyo antioxidante. Se aconseja el control y la reposición de los antioxidantes en las condiciones asociadas a la lesión oxidativa (tabla 9.1); en especial en los pacientes en estado crítico o desnutridos.

Glutatión

El seguimiento del estado del glutatión es difícil, porque sólo una pequeña fracción del mismo está presente fuera de las células. Sin embargo, este tripéptido tiene tasa de recambio rápida, y se espera su deficiencia en pacientes enfermos de gravedad o desnutridos (figura 13.3). El glutatión exógeno no es apropiado para la terapia de sustitución, porque no entra con facilidad en las células. Sin embargo, la *N*-acetilcisteína (NAC) es un precursor del glutatión que ingresa sin problema a las células y demuestra eficacia para el apoyo al glutatión en las sobredosis de paracetamol. Aunque no se conoce la dosis efectiva de antioxidante, de 600 a 1200 mg de NAC, dos veces al día, son una cantidad segura. (La NAC se describe en la página 174.)

Lesión pulmonar hiperóxica

La atención a la protección antioxidante tiene especial importancia para prevenir la lesión pulmonar hiperóxica en pacientes dependientes del ventilador, porque la ventilación mecánica aumenta el riesgo de lesión pulmonar hiperóxica, y la depleción antioxidante es común en esos individuos (páginas 187-190). Dado que el glutatión es un antioxidante importante en los pulmones, el uso empírico de la reposición de glutatión con NAC parece acertado en personas que requieren ventiladores, con independencia de sus necesidades de oxígeno.

Comentario

Aunque la terapia antioxidante se ve obstaculizada por regímenes de tratamiento inciertos y biodisponibilidad limitada (páginas 173-176), es necesario mantener la protección antioxidante, para combatir las lesiones tisulares oxidativas. Se necesita mucho más trabajo experimental para desarrollar regímenes de tratamiento más eficaces. La administración de fármacos liposomales ha mejorado la biodisponibilidad y la eficacia de los antioxidantes en estudios con animales, pero las formulaciones liposomales no están disponibles de forma rutinaria para su uso clínico. Las terapias dirigidas como ésta parecen ser el futuro, y deberían guiarse por las medidas de la lesión oxidativa más que por los resultados clínicos.

Control de la lesión oxidativa

Una medida de la oxidación biológica sin oposición es necesaria para cualquier estrategia de gestión destinada a reducir la lesión oxidativa. Se han utilizado varios métodos experimentales, como la detección de productos de peroxidación lipídica en el plasma, la orina y el aliento exhalado; la detección de roturas de la cadena de ADN (ensayo cometa) y de residuos de guanina oxidados en la orina, y ensayos de carbonilos proteicos oxidados en el plasma. También existe una prueba para evaluar el poder oxidante del plasma. Sin embargo, ninguno de estos recursos está disponible de forma rutinaria, o aprobado, para el cuidado de personas.

Es necesario desarrollar una medida del estrés oxidativo para uso clínico, porque centrarse en los peligros de la oxidación es el siguiente gran paso en el cuidado de los pacientes.

Apéndice

OTROS LIBROS DE INTERÉS

Textos detallados

1. Halliwell B, Gutteridge JMC. *Free Radicals in Biology and Medicine*. 5th ed. Oxford: Oxford University Press, 2015.

   Es el texto de referencia tradicional para el tema del estrés oxidativo: un tomo de 800 páginas escrito por dos pioneros en el campo, que incluye una gran cantidad de información sobre el estrés oxidativo en la salud y la enfermedad.

2. Sies H, ed. *Oxidative Stress. Eustress and Distress*. London: Academic Press, 2020.

   Un texto ambicioso (con más de 100 colaboradores) que incluye un enfoque sistémico del estrés oxidativo y hace hincapié en la diferencia entre el estrés oxidativo fisiológico y el patológico (eustress y distress, respectivamente).

3. Banerjee R, ed. *Redox Biochemistry*. Hoboken: John Wiley & Sons., Inc, 2008.

   Escrito por bioquímicos, se trata de un texto relativamente compacto (285 páginas) que cubre todas las reacciones redox relevantes en bioquímica.

4. Jacob C, Winyard PG, eds. *Redox Signaling and Regulation in Biology and Medicine*. Weinhein: WILEY-VCH Verlag GmbH & Co, 2009.

   Este libro incluye 19 capítulos (de 37 colaboradores) que abordan la participación de las especies reactivas de oxígeno y nitrógeno en los sistemas de control fisiológico y el envejecimiento. Proporciona una visión más equilibrada del estrés oxidativo.

5. Armstrong D, Stratton RD, eds. *Oxidative Stress and Antioxidant Protection*. Hoboken: John Wiley & Sons, 2016.

   Este libro incluye capítulos sobre la función del estrés oxidativo en una amplia variedad de afecciones, incluidas las que reciben poca atención, como la pérdida de audición, la infertilidad y la esquizofrenia.

6. Foote CS, Valentine JS, Greenberg A, Liebman JF, eds. *Active Oxygen in Chemistry*. New York: Blackie Academic & Professional,1995.

    Un texto informativo sobre la oxidación en la Naturaleza y la industria que requiere algo más que un conocimiento pasajero de la química.

Interés general

1. Lane N. *Oxygen: The Molecule That Made the World*. Oxford: Oxford University Press, 2002.

    Se trata de un libro maravilloso, lleno de información, ingenio y conocimientos, que recuerda a algún texto de Carl Sagan. Al igual que Sagan, el autor (Nick Lane) tiene una formación autorizada (en bioquímica del oxígeno) y la capacidad de cautivar al público.

2. Canfield DE. *Oxygen: A Four Billion Year History*. Princeton: Princeton University Press, 2014.

    Se trata de un libro muy legible sobre los orígenes y el control del oxígeno atmosférico, escrito por un ecologista que salpica la narración con sus experiencias personales y profesionales.

3. Walford RL. *Maximum Life Span*. New York: W.W. Norton & Co., 1983.

    Un texto con valiosos conocimientos sobre la longevidad, escrito por uno de los primeros investigadores del beneficio de la longevidad asociado con el ayuno.

4. Waldman J. *Rust. The Longest War*. New York: Simon & Schuster Paperbacks, 2015.

    Este libro se centra en la corrosión y su impacto en la sociedad. Es interesante porque destaca el impacto de la oxidación fuera del cuerpo.

El descubrimiento del oxígeno

1. Jackson J. *A World on Fire. A Heretic, an Aristocrat, and the Race to Discover Oxygen*. New York: Viking Penguin, 2005.

    Una historia muy amena de cómo Joseph Priestley (el hereje) y Antoine Lavoisier (el aristócrata) contribuyeron al descubrimiento del oxígeno. El autor tiene el ojo de un historiador para el entorno social y político de la época.

2. Bell MS. *Lavoisier in the Year One: The Birth of a New Science in an Age of Revolution*. New York: W.W. Norton & Co., 2005.

    Un relato entretenido sobre el papel de Antoine Lavoisier en el nacimiento de la química moderna (incluyendo su trabajo con el oxígeno), y el trágico impacto de la Revolución Francesa sobre Lavoisier y su ciencia.

Índice alfabético de materias

Nota: Los números de página seguidos por una "t" indican tabla, y los números de página seguidos por una "f" indican figura.